がん専門医
妻の進行がんと
向き合う

卵巣がんになった妻と
医師の夫の1460日

日本赤十字社和歌山医療センター
呼吸器内科　副部長　寺下　聡
／寺下　雅子

はじめに

突然ですが、ご自身または大切な方が「がん」と言われたら、どのように向き合っていけばよいのでしょうか？


本書を手に取ってくださり、ありがとうございます。

この本を開いているあなたは、ご本人あるいは大切なご家族ががんと宣告されてどうしてよいか分からず、戸惑っているのではないでしょうか。またはがんの闘病真っ只中で、とにかく必死に情報を探している状況かもしれません。さらに、がん医療に関わっている医療従事者の方もいらっしゃるのでしょうか。

がんに関しては多くの書籍が発刊されていて、インターネットでも簡単に無数の情報にアクセスすることができます。しかし、逆に情報が氾濫しすぎて、何を信じればよいのか、迷っている方もたくさんいらっしゃると思います。

私は医師として、20年以上肺がん診療に従事してきました。肺がんは日本で最も死亡者数の多い、治療の難しいがんの1つです。

1000人以上の肺がん患者さんの診療経験がありますが、自分や家族ががんにかかったことはありませんでした。ところが、2020年5月、妻は無治療なら余命2カ月という、進行した卵巣がんと診断されました。そのとき妻はまだ40代でした。

この本では、**突然、進行がんの患者家族になったがん専門医が、患者・医師の両方の視点から、がんとの向き合い方を徹底解説していきます。**がん患者の夫とがん専門医という両方の立場を持つことは、運命の不条理としかいいようのない数奇な巡り合わせでしたが、この体験談が強い不安を抱えている多くのがん患者さん、ご家族、ならびに医療関係者に広く参考になればと思い、執筆いたしました。

がんとどう向き合えばよいのか――。

その答えは本書を読み進めていただくと自ずと明らかになります。

この本では、それぞれの章の前半はがん患者の夫として闘病の様子を実況中継スタイルで伝え、章の後半はがん専門医の立場から皆さんに知っていただきたいことをQ＆Aスタイルで解説しています。

実況中継でがんのことを追体験し、Q＆Aで理解を深めていただくことで、少しでも皆様の闘病生活のお役に立てれば、これに勝る喜びはありません。


がんはある日突然見つかることがほとんどです。

そして、その日から世界が一変します。


私たち夫婦も、ある日突然、妻に余命2カ月の進行がんが見つかりました。その日を境に、まるでパラレルワールドに入り込んだかのように、それまでの日常は一変しました。

そのありさまを実況中継という形で綴っています。

ご本人や身近な人にがんにかかった方がいない場合、「がんになったら……」と想像することはないかもしれません。

でも、日本人の2人に1人が生涯に一度、がんになるといわれています。パラレルワールドの入り口は、実は身近にあるのです。

そのため、がんにかかっていない人も、身近にがんの方がいない人も、突然がんが見つかり世界が一変したときにパニックに陥らないために、本書を読んで心の準備をしておいていただければ幸いです。

第２章　がん戦争に突入――術前化学療法

第3章　運命を分ける戦い――手術

実況中継編

解説編

第5章　がん患者家族となったがん専門医から、あなたへ

第1章

え？　40代で妻が進行がんに

世界が一変するまで

2020年は我が家にとって世界が一変した年でした。

私は40代の呼吸器内科医で総合病院に勤務しており、普段から肺がんや肺炎、COPD（慢性閉塞性肺疾患）、ぜんそく、間質性肺炎など多岐にわたる呼吸器疾患の診療で忙しい日々を送っていました。院内の「がんセンター」の肺部門にも所属し、なかでも肺がん患者さんの診療が、日々の業務のなかで大きなウエイトを占めていました。

さらに2020年2月頃からは新型コロナウイルス感染症の流行が拡大しました。当初はワクチンもなく治療法もはっきりしなかったため、未知の感染症の出現に戦々恐々とし、過度のストレスに晒されていました。

それは妻も同じで、感染リスクが高いと考えられる私の仕事を案じてか、自宅に帰るとすぐに手指消毒とうがいを徹底し、ニュースでの情報収集にも余念なく、非常に神経質になっていたように思います。

そのうち、2020年4月に入ると国内でも緊急事態宣言が出され、不要不急の外出は自粛するよう要請されるようになりました。休日にどこにも出かけないのが苦手な私は、自宅にこもっている生活に気分が滅入りがちでした。いま思えば、少しずつ歯車がうまく回らなくなっていたのかもしれません……。

ゴールデンウィークに入っても外出自粛は続き、自宅から出られない私は症例報告の論文を作成することにし、2本一気に書き上げようと没頭していました。連休後半には、妻がせっかく作ってくれたお菓子をぞんざいに食べて、ひどく妻の気分を害してしまい、気まずいまま当直に出かけたこともありました。

5月9日には自宅近くの誰もいない秘密の釣り場の様子を見に行き、これからの釣りシーズンに思いを馳せていたようです。

そんなさなか、不意に、妻に病気が見つかりました。

2020年5月10日（日）　異変の申し出があった日

朝、眠っていた私は妻に起こされました。

「さっきお通じがあったのに、お腹が張って変だから診てほしい」

半分寝ぼけたまま触診をすると、下腹部にしこりを感じます。一気に目が覚めました。詳しく診察してみると、しこりはソフトボールくらいの大きさで凹凸があります。例えていうなら雷おこしのようなイメージです。

子宮筋腫かな。それが第一印象でした。

ただ、わずかに反跳痛《はんちょうつう》（腹部を圧迫したあと、急に圧迫を取り除いたときに感じる痛み）があり、これが判断を大いに迷わせました。反跳痛は腹膜炎でみられることがあり、腹膜炎の原因として挙げられるのが虫垂炎（いわゆる盲腸）や消化管穿孔《せんこう》など。もしそうなら緊急手術の可能性があり、即、救急外来を受診しなければなりません。

ところが、その日は日曜日。私自身何年も救急当直をしてきたので分かるのですが、休日・時間外の救急外来は、できる検査も限られるうえ、若手の医師が専門外診療を強いられていることが多いのです。

専門外でも診られる病気ならよいのですが、よく病態が分からず対処困難なケースにもしばしば遭遇します。

病気の早期診断・治療で重要なのは、適切な診療科を、マンパワーが揃っている平日の診療時間内に受診することです。

私は頭をフル回転させて妻の病歴を聴取しました。

現在の症状はお腹が少し張るだけで痛みはない。

ただ、1カ月前から頻尿気味。

また、筋トレダイエットに励んでいて、2020年3月時点では最も効果がありウエストが絞れていて、嬉しくて続けていたものの、4月に入ってズボンが少しきつくなって変だなと思っていた、とのこと。

これらは夫の私には初耳でした。

総合的に考えて、腹膜炎を疑う徴候はなく、救急外来を緊急に受診する必要はない、と判断しました。

であれば、適切な診療科はどこか……。

下腹部にしこりがあるのなら、消化器内科・外科、産婦人科、泌尿器科などの病気の可能性があります。触れるしこりはすぐに目が覚めるほどの大きさでしたが、それは逆に良性の腫瘍を示唆するように思われました。

なぜなら、悪性の腫瘍、つまりがんであれば、そこまで大きくなるまでに通常もっと症状が出ると考えられるからです。

私の最終診断は第一に子宮筋腫を疑い、他の可能性として卵巣のう腫が頭をよぎりました。卵巣の腫瘍だったとしても、90％は良性です。

「翌日の診療時間内に婦人科を受診してみたら」

そう私は妻に勧めました。

でも、婦人科外来では内診が必須で、妻はすぐには首を縦に振りませんでした。

この日、5月の第2日曜日は母の日。午後には妻は実家のお母さんに例年と変わらない感謝の電話をしていました。

夜になって、心境の変化があったのか、

「明日、やっぱり婦人科外来受診してみる」

と妻は言い、眠りにつきました。

手術のため1週間ほど入院が必要かもしれないな。

そのときには、ただそう思っていました。まさかがんが見つかるとはこれっぽっちも思っていなかったのです。

2020年5月11日（月）　まさか腫瘍マーカーが高いなんて！

この日、妻は私が勤める総合病院の婦人科外来を受診しました。

子宮筋腫など良性疾患だろうと思っていたので、付き添うことなく、妻一人で受診してもらいました。

紹介状なしの飛び込み初診でしたが、緊急事態宣言中の病院は外来患者さんが非常に少なく、昼過ぎには受診を終えたようでした。

診察結果はどうだったのだろう。

医局（医師の控室のようなところ）で電子カルテを開いてみると、内診と経膣エコー（超音波）検査で子宮の後ろ側に8～9センチの腫瘤《しゅりゅう》性病変が存在し、子宮筋腫や卵巣充実性腫瘍が疑われる、とのことでした。

「よかった、やっぱり婦人科疾患だったんだ。見当違いの科を受診させて恥をかかずにすんだ。俺もまだまだやるじゃないか」と、医師としてのつまらないプライドが少し満たされたとき、ふと気づきました。

あ、腫瘍マーカーも採血して帰ったんだ……。

腫瘍マーカーとは、主にがん細胞によってつくられるたんぱく質などの量を測定する検査です。その検査結果を見るボタンをクリックしたところ、

「え……」

目を疑いました。

CA125……670U／ml

CA19-9……98・8U／ml

モニター画面には、そう検査結果が表示されていたのです。次の瞬間、涙でモニター画面の文字が歪みました。

腫瘍マーカー異常高値――。

事態を飲み込むのに、しばし時間を要しました。放心状態のあと、頭は学生時代の知識を総動員してフル稼働し始めます。

確か、「CA125」や「CA19-9」は子宮筋腫や卵巣のう腫でも上昇したはず。急いでスマートフォンを取り出し、検索しました。

あるサイトによると、「CA125」が500以上の場合にはほとんどが卵巣がんであるとのこと。

卵巣がんの可能性が極めて高いと認識せざるを得ませんでした。

今後の予定を確認すると、2週間後に骨盤部造影MRI検査の予約が入っています。1週間後にも造影MRIの予約枠に空きがあるのに、なぜ2週間後なのだろう。

病状を確認するために、妻を診察してくださった婦人科初診外来担当の先生に院内PHSで連絡を取りました。

「先生、今日は妻のご高診誠にありがとうございました。診察後に採血した腫瘍マーカーが高いようなのですが……」

「そうなんです。**エコー検査では良悪性の判断は困難**ですが、腫瘍マーカーの値からは卵巣がんの可能性が高そうです」

「造影ＭＲＩは来週にも予約枠が空いているみたいですが、検査を早めていただくわけにはいかないでしょうか」

「私も来週空きがあることはお知らせしたのですが、奥様が再来週を希望されたのです。腫瘍マーカーが高いので、放射線技師さんに交渉して明後日緊急枠でＭＲＩを撮ることもできますが」

「そうですか。ご高配誠にありがとうございます。一度妻に連絡をとりますので折り返し相談させてください」

そう言って、私は一旦電話を切りました。

ちなみに、この先生が妻の主治医となり現在まで一貫して診てくださっています。手術も抗がん剤治療もすべてお世話になり、まさに命の恩人です。

さて、妻にどう切り出そう……。この時点で腫瘍マーカーが高値であることを知っているのは、私と主治医の先生だけ。ひと呼吸おいて私は妻に電話をかけました。

「今日は診察おつかれさま。どうだった？」

「やっぱり子宮の近くに何かできているみたい。ＭＲＩ予約して帰ったよ」

「ＭＲＩは来週も空きがあったけど、どうして再来週にしたの？」

「来週は生理だから」

私は絶句しました。でも考えてみれば、そのときにはまさか、がんだとは思っていなかったのです。自覚症状は少しお腹が張るだけ。たいした症状はありませんでした。

「それなら、先生のご厚意で明後日でもＭＲＩ検査できるとおっしゃっているけど、都合どう？」

「じゃあ、そうする」

ということで、２日後に骨盤部造影ＭＲＩ検査と再診の予定となりました。

家族にがんが見つかったときのこと、考えたことはありますか？

2日後に再診ということは、その日に妻に対してがん疑いの宣告があるということです。画像検査はまだですが、腫瘍マーカー異常高値という事実が重くのしかかりました。夫としては、MRIの結果が子宮筋腫など良性疾患であってほしいと切に願う一方で、医師としては、卵巣がんとしか思えませんでした。

卵巣がんの治療ガイドラインを熟読し、その他の資料もあたり、診断法や治療法、ステージ（病期）分類や予後（医学的な病気の見通しのこと）などを一気に調べました。そして、相当に難しい病気であることを理解しました。

腫瘍マーカーが高いと判明した日の夜は、ほとんど眠れませんでした。一番の懸念は、がん疑いと告げられたときの妻の反応です。日本人の2人に1人が生涯でがんになるというものの、妻はまだ40代です。**20代〜40代では男性より女性のほうががんを発症しやすい**という事実はありますが、それにしても早すぎます。

妻ががんになるなんて、いままで一度も考えたことがありませんでした。私はこれまで1000人以上の肺がん患者さんの病名告知を行ってきました。非常に落胆して泣く人、怒り出す人、驚きのあまり言葉を失ってしまう人、パニックになってむしろ多弁・興奮気味になる人、「信じられない」とひたすら繰り返す人、比較的冷静に受け止めているように見える人、大丈夫かと思うほど無反応な人……。反応は人によってまさに千差万別です。

20年近く連れ添ってきましたが、妻がどんな反応を示すのか、皆目見当がつきませんでした。いつもの私は布団に入ると一瞬で眠ってしまうのですが、この日はあまりの不安で寝られず、気づけば時刻は午前4時を回っていました。

2020年5月12日（火）　上司への報告で涙する

午前中の私の仕事は睡眠時無呼吸症候群の外来で、がん患者さんの診察はありませんでした。でも、自然と涙が出そうになり、1人診察してはティッシュで目頭を拭うということを繰り返しながら、何とか全員分の診察を終えました。

「あの、ちょっと聞きたいことがあるんですけど、いい？」

午後の業務の合間、私は病棟のこともよく知っている呼吸器内科外来の看護師さんに声をかけました。

「以前に配属されていた個室だけの病棟は、婦人科の患者さんの手術やケモ（抗がん剤治療）も可能なんですか？」

「可能ですけど、どうしたんですか？」

「実は妻に卵巣がんが見つかりそうで、まだ精査中なんですけど。多分今後ケモや手術が必要そうで……。明日ＭＲＩを撮ったあと、外来受診があるんです。ただ、明日は僕も外来診察日なので、うまく妻の受診時に付き添えるか分からなくて」

しばしの沈黙ののち、

「奥さんは一人では絶対不安だから、ぜひ付き添ってください。そのときは先生の外来患者さんにはうまく話して待ってもらいますので、ご心配なく」

心強いアドバイスをもらいました。翌日、このアドバイスどおり付き添って本当に良かったと感謝しました。

外来診療を終えて診察室にいらっしゃった上司の呼吸器内科部長にも、突然妻にがんを疑う病気が見つかり精査が必要なこと、明日の自分の外来は一旦中断して妻の外来受診に付き添いたいこと、今後の経過次第で急に業務に支障をきたす可能性があることなどを説明に伺いました。

途中、「腫瘍マーカーが高くて……」と話し出したときには、不意に嗚咽《おえつ》して言葉にならなくなりました。人前で泣いたのはいつ以来でしょうか。覚えていませんが、何十年ぶりかであるのは間違いありませんでした。

ただ、感情をあらわにしたためか、誰かに話せたためか、前日に自分一人で抱えていたときより少しだけ気持ちが楽になりました。

この日の帰宅後、妻とどういう会話をしたのかはほとんど記憶にありません。ただ、翌日にがん疑いの宣告があると思われたので、少しでもショックを和らげようと、「ひょっとしたらがんなどの悪性腫瘍の可能性もあるかもしれないから、明日の外来受診には同席しようと思っている」と伝えたことだけは覚えています。

想像以上の進行がんだった

2020年5月13日（水）　妻、がん宣告を受ける

二十数名の予約外来患者さんの診察を終えたのは昼過ぎでした。この日受診した患者さんには大変申し訳ないのですが、診療中の記憶は全くありません。

午後になり、私の院内ＰＨＳが鳴りました。妻の骨盤部造影ＭＲＩ検査の結果が出て、婦人科外来の診察室に妻と一緒に呼ばれたのです。

電子カルテのモニター画面にはＭＲＩ画像が映し出されていました。

骨盤内を占拠するゴツゴツとした不整で巨大な腫瘍。

腹部のＭＲＩ画像を見慣れていない私にはそれが何なのか判断がつきませんでした。主治医の先生は、まず妻の体調をお聞きになりました。

「少しお腹の張りはありますが、痛くもないし食事もとれていて、変わりないです」

確かに、妻は傍目には病気の人には見えませんでした。

妻の言葉を受けて先生が本題に入ります。骨盤部ＭＲＩで腫瘍と思われる陰影があり、さらに、先日採血した腫瘍マーカーの値が高かったこと。そうした検査結果を総合すると、まずがんなど悪性腫瘍と考えられ、特に卵巣がんが疑わしいということをお話しされました。

さらに、**画像検査では確定できず、最終的には生検での組織診断が必要となる**ことなどを説明されていたように思います。

椅子に座って説明を聞いていた妻は、途中で気分が悪くなり、少し横になりたいと言いました。診察室にいた看護師さんがベッドに妻を寝かせ、バイタルサイン（血圧・脈拍）を測ってくれました。バイタルサインには異常なく、顔面蒼白だった顔色は数分で元に戻ってきました。

妻が横になっている間、私は主治医の先生にＭＲＩの所見について尋ねました。骨盤内の巨大腫瘍以外にも「腹膜播種」と考えられる小病変が散在していて、わずかであるものの腹水もある、とのこと。

なお、**播種とは「種を播《ま》く」という言葉のとおり、体の中の空間にがん細胞がこぼれ、**

種をまいたようにパラパラと広がっている状態を指します。非常に厄介な状態です。

さらに、腫瘍マーカーのＣＡ１２５が上昇していることから、卵巣がんが疑わしいけれど、腫瘍が大きすぎて、もはや正常の卵巣がどこにあるか分からないために卵巣由来の腫瘍と断定できないこと、また卵巣がんに典型的な画像所見ではないこともお聞きしました。下腹部の巨大な腫瘍は、直径が16～17センチ大で充実性（中身が固形成分でできていること）の腫瘍でした。

進行した卵巣がんは多量の腹水を認めることが多いのですが、いわれてみれば、妻の画像所見は腫瘍が大きい割に腹水は非常に少ないのです。ここまで大きい卵巣がんなら腫瘍マーカーのＣＡ１２５ももっと高くなるようにも思われました。

そうしたことから、「悪性リンパ腫の可能性もあるかもしれません」と先生はおっしゃり、さらに一般論として胃や腸など消化器がんの転移の可能性にも言及されました。説明を聞きながら、肉腫など特殊で稀な腫瘍の可能性もあるのかもしれない、と私は思いを巡らせました。

このときの私の心境は「ガーン」でした。決してふざけているわけではありません。頭をガーンと殴られたような衝撃を受け、頭の中は真っ白。10分足らずの質疑応答でしたが、とてつもなく長い時間に感じられました。そのうちに妻の気分が回復し、また診察室の椅子に並んで座り、一緒に先生の説明を聞きました。

今後の予定としては、まずは病気の広がり具合を見るために、その日のうちに緊急で胸腹部造影CTを撮ってから帰ってほしい、とのこと。

造影CTを撮る際は、造影剤の注射で吐き気や嘔吐を催すことがあり、少なくとも数時間前からの絶食が必要です。ところが、妻は骨盤部造影MRI検査のあと院内のレストランで蕎麦を食べていました。

そう伝えると、先生や看護師さんは一瞬びっくりしたようでした。何しろ、下腹部の巨大な腫瘍は骨盤内をほぼ占拠し、大腸も明らかに圧迫されて隅に追いやられていたのです。膀胱も同じように圧排《あっぱい》されていて、1カ月ほど前からの頻尿もこの腫瘍が原因と理解できました。

私も画像を見て、これでよくいままで食事が普通にできていたなと仰天しました。ただ、午前中の造影ＭＲＩ検査のために妻は昨晩から何も食べていなかったので、お腹がすくのも無理はありません。

「お蕎麦は何時頃食べたのですか？」

「11時くらいです」

「それでは、16時以降に緊急で造影ＣＴを撮ってもらえるよう、放射線技師さんと交渉してみます」

このやり取りのときには、妻は先生からの質問にしっかり答えていました。先生や看護師さんも思ったより元気だと思われたのか、重苦しく張りつめた場の雰囲気が少し和みました。妻は昔から柔和な雰囲気で、場を和ませる力があるのです。

胃がんや大腸がんなど消化器がんからの転移の可能性もあるため、翌日に消化器内科を受診して胃カメラ（上部消化管内視鏡検査）や大腸カメラ（下部消化管内視鏡検査）の予定を組んできてほしいとの説明もあり、翌々日に婦人科再診の方針となり、その日の診察は終わりました。

診察の間、妻は取り乱したり泣き叫んだりすることはありませんでした。妻がひとまず突然のがん宣告を受け入れたように思え、私は少し安堵しました。
診察室の椅子から立ち上がったとき、ボソッと妻に聞かれました。
「腫瘍マーカーが高かったことを知っていたの？」
「ん、まあね」。私は歯切れ悪く答え、診察室をあとにしました。

この日は新たに抗がん剤治療を始める肺がん患者さんが午後から入院予定で、私が主治医となるはずでしたが、急遽、同僚の先生に主治医を変わってもらい、妻と一緒に少し早めに退勤しました。

胸腹部造影ＣＴ撮影が終わったのが16時過ぎ。私は医局の自分の机に鞄を取りに行き、電子カルテで手早くＣＴの読影結果をチェックしました。

胸部には異常なし。ただ、上腹部の右横隔膜に5センチ強の腫瘤があり、肝臓への浸潤が否定できないと記載されていました。

浸潤とは、がんが周りに広がっていくこと。卵巣がんならば、ステージⅢC以上の進行がんであることを理解しました。

腹水はやはり少量でしたが、下腹部の巨大腫瘍で圧排された大腸は骨盤内の隅のほうで辛うじて一本道として存在している状況でした。このままでは早晩、腫瘍によって腸閉塞を起こしてしまいます。また、圧排された腸の内圧が上がれば、腸に穴があく腸管穿孔によって一気に致死的な経過をたどることも予想されました。

この状況は何も治療しなければ余命2カ月か。いや、もっと短いかもしれない。このときの私は不思議と冷静に事態を受け止めていました。

妻の病状次第で仕事を急遽休まないといけないかもしれない。今後精神的に不安定になり、勤務中にイライラしたり落ち込んだりするかもしれない。理不尽にイライラをぶつけられても人間関係が悪化するだけです。

妻の病状は隠すべきではないと判断しました。

私は呼吸器内科外来に直行し、外来スタッフに自分がいま置かれている状況と、今後精神的に不安定になって周りに迷惑をかけるかもしれないことを手短に説明し、妻が待つ病院ロビーに向かいました。

自宅へ帰るバスの中、何かを話した覚えはありますが、内容は何も覚えていません。その日の夜の記憶もあいまいですが、今後精密検査を進めていくことをこちらが驚くほど冷静に妻は受け止めていたように思います。

いままで数多の肺がん患者さんのがん告知に携わってきましたが、ひょっとしたら患者さんやご家族は衝撃のあまり頭の中が真っ白になって、そのときの説明をほとんど覚えていないのかもしれない。自分自身が実体験して、そう思いました。

2020年5月14日（木）　妻の病名は何？

消化器内科の受診日。一人で大丈夫、と妻は自分だけで受診しました。

胃カメラを受ける可能性があるため、前日の夜から絶食に。

この頃の妻は、実際の心の中までは分かりませんが、傍目には非常に前向きに見えました。

前日のがん宣告の影響は感じられず、かといって無理に明るく振る舞っている様子もなく。何も治療しなければ余命2カ月だと前日の診察で思った私はパニックに陥っていましたが、そんなこととはつゆ知らない妻は驚くほど自然体でした。

生来健康でいままで病院にかかったことがほとんどない妻は、病院という新しい世界での体験にむしろワクワクしているように見えたほどです。消化器内科外来での出来事や人生で初めて受けた胃カメラのことなど、私が帰宅してから妻はたくさん話してくれました。

胃カメラの結果は特に異常ありませんでした。大腸カメラの前には下剤の内服が必要ですが、腫瘍の圧排によって大腸の通過障害（消化管が狭くなり、物が通らなくなること）が懸念される妻の現在の状態では腸管穿孔を起こすリスクがあると判断され、大腸カメラの実施は見送られました。

ただ、消化器内科の先生の見立てでは、ＣＴを見る限りでは腸には異常はなさそう、とのことでした。

一方、私はといえば、今後のことを考えると不安で不安で仕方ありませんでした。妻のことで頭がいっぱいで、他のことはすべてどうでもよくなり、周りで起きていることには何も関心が持てなくなっていました。連休中に書いていた論文も、緊急事態宣言も、全世界で猛威をふるう新型コロナウイルス感染症のことも……。

妻の病名はいったい何だろう？　私の関心はただそれだけでした。

病名が分からないと次には進めません。どうやら消化器がんからの転移ではないことは分かりました。残る可能性は、卵巣がん、悪性リンパ腫、肉腫などです。

第一に疑われている卵巣がんは、さらに4つの組織型に分かれます。①高異型度漿液性《こういけいどしょうえきせい》がん、②明細胞がん、③類内膜がん、④粘液性がんの4つです。

1つめの**高異型度漿液性がんは進行が非常に早く、多くが進行がんとして発見され再発もしやすいのですが、抗がん剤がよく効きます。**

2つめの**明細胞がんは約半数がステージⅠと早期に発見され、進行がんは少ないものの、抗がん剤が効きにくい**がんです。

3つめの**類内膜がんは抗がん剤が比較的よく効き、進行がんは少なく、**4つめの**粘液性がんも進行がんは少ないのですが、抗がん剤は効きにくい**という特徴があります。

がんは基本的にどこの臓器のがんでも、ステージⅠ～Ⅳまでの4段階に分類されます。

ステージⅠが初期のがんで、原発臓器にがんがとどまっている状態。転移や播種があれば進行がんでステージⅢかⅣと、度合いに応じてステージが決定されます。

これまでの妻の画像検査の結果では、横隔膜の5センチ強の病変など腹膜播種があるため、卵巣がんであればステージⅢC以上の進行がんとなります。腹部の張りも1カ月の間に急に出現してきたので進行も早く、これらを総合すると、卵巣がんなら高異型度漿液性がんの可能性が高いと考えました。

これなら、再発率は高いけれども抗がん剤の効果に期待できるため、まだ一縷《いちる》の望みはあります。ただ同時に、もしも他の組織型でここまで進行したがんであれば、非常に厳しい状況だな、とも思いました。

次に考えたのは、悪性リンパ腫の可能性です。

悪性リンパ腫は、いわば血液のがん。この場合、血液内科での治療となります。比較的よく抗がん剤が効きますが、70種類以上の病型に細かく分類され、それぞれの病型に合わせて抗がん剤の組み合わせが決定されます。そのため、組織をしっかり採取して診断することが極めて重要です。ですが、病理診断の結果が出るまでに時間がかかることがあり、時間的猶予のない妻には厳しい結果をもたらす病気のように思いました。

3番目の可能性が肉腫です。これが最も見通しが暗い病気でした。

肉腫は希少がんに分類され、治療法もよく確立されていません。手術で取り切れない場合、抗がん剤や放射線治療の効果も期待できず、極めて予後不良と思われました。私自身も進行した肉腫の患者さんを何人か診療したことがありますが、有効な治療がなく、皆さん亡くなられたことが思い出されました。

がんの治療は細分化され、適切な診療科で適切な治療を受けることが重要です。何のがんなのか病名がはっきりしない限りは、スタートラインにも立てません。

このままでは余命が非常に限られていると思われるなか、確定診断がつかないまま、ただ時間が過ぎていくことがとてつもなく恐怖でした。

進行がんであることは受け入れたから、がんの種類は高異型度漿液性がんの卵巣がんであってほしい。そう願いました。

できる限り、あり得る事態を想定し、状況に応じて即対応していかなければ一刻の猶予もありません。不安で押しつぶされそうになりながら、あれこれと考えを巡らせているうちに夜は更けていきました。

2020年5月15日（金）　余命は2カ月、一刻の猶予なし

この日、私は呼吸器内科の初診外来の担当日でした。妻の婦人科外来の付き添いの件で頭がいっぱいで、正直なところ診察どころではありませんでしたが、緊急事態宣言中の病院は本当に閑散としていて、いつになく患者さんはまばらでした。

さらに、呼吸器内科外来のスタッフには我が家の状況をすでに伝えていたので、妻の受診に付き添うことに理解が得られていたことも、心にほんの少しのゆとりをもたらしてくれました。

午前中に院内ＰＨＳに連絡があり、待合にいた妻と一緒に婦人科診察室へ。

診察前に「可溶性ＩＬ‐２レセプター」という採血が追加になり、６７０Ｕ／mlという結果でした。悪性リンパ腫で高値となる検査です。

基準値よりは上昇していましたが、腫瘍の大きさの割にはたいした数値ではなく、決め

手には欠けるように思いました。

先生からは今後の方針について説明がありました。

まず確定診断をつけるために腫瘍から組織を採取したい、とのこと。そして卵巣がんだった場合、骨盤内を占拠する腫瘍は16～17センチ大と大きく、腸や膀胱など周辺臓器への浸潤・癒着が予想されること、横隔膜などに腹膜播種が点在しているため、**いきなり手術でがんを取り切るのは不可能で、まずは抗がん剤で病巣を小さくする必要がある**ことの説明がありました。

さらに、組織採取の方法としては、全身麻酔のもと腹腔鏡でお腹の中を覗いて、腫瘍から生検することを検討しているとのことでした。「審査腹腔鏡（診断的腹腔鏡検査）」と呼ばれ、お腹に数カ所の小さな穴をあけて、腹腔鏡というカメラを挿入し、お腹の中を観察する検査です。

ただ、下腹部の巨大腫瘍は腹壁（お腹の皮膚）の真下まで迫っています。腹腔鏡のカメラを挿入するためのスペースが少なく、観察が困難で、腸を損傷するリスクは通常より高いようでした。さらに、全身麻酔が必要なため、手術室の確保を要し、検査は2週間後くらいになるとも伺いました。

がんの診断に欠かせないのが生検による組織採取です。そのための検査日程を組むのにどうしても一定の日数がかかるのは、私も医療従事者ですから当然理解できます。ただ、このままでは余命2カ月程度と予想される妻にとって、2週間はとてつもなく長い時間に思われました。

何とかならないものだろうか――。

ふと、ある考えが閃きました。

腹壁の真下まで腫瘍が存在していてそれが腹腔鏡の支障になるのなら、逆に体の外から腹壁に針を刺して腫瘍を生検できないだろうか。

「エコーガイド下経皮針生検」といって、エコーで腫瘍の位置を確認して、局所麻酔ののち皮膚を針で刺してターゲットの部位まで針を進めて組織を採取するという方法があるのです。

呼吸器内科医の私は、縦隔《じゅうかく》腫瘍や悪性胸膜中皮腫、肺がんなどの診断のために、体の表面から、胸部を経皮針生検することがしばしばあります。やり方としては同じなので、応用が利くと思ったのです。

ただ、腹部臓器の経皮針生検は一度も経験したことがありません。一番懸念されるのは、CTやエコーで腹壁の直下に腫瘍が存在しているように見えても、実際はその間に腸が挟まり込んでいないかということでした。誤って腸を針で刺してしまうと、腸管穿孔を起こし腹膜炎を発症して数日で命に関わる可能性さえあります。要は医療事故です。

そんなことになったら、妻や、病院に受診していることも知らない妻の両親に申し開きが立ちません。医師免許があれば専門外診療をすることに制限はないとはいえ、さすがに逡巡せざるを得ませんでした。家族でなければ、頼まれても絶対に行わないなと思いました。

それでも、私の出した最終結論は「余命は2カ月、一刻の猶予なし」でした。

審査腹腔鏡の日程を検討してくださっている主治医の先生に、恐る恐るエコーガイド下経皮針生検の提案をしてみると、私が実施するのであれば試みてよい、というお返事でした。さらに「卵巣腫瘍を生検した場合、大出血する恐れはありますか？」と伺うと、「それは大丈夫でしょう」とおっしゃったので、私は決心しました。

早速、婦人科診察室から呼吸器内科外来に院内PHSで電話をかけ、いつもの手慣れた場所で妻の経皮針生検を行いたいことを説明し、準備を依頼しました。電話に出た看護師さんは最初は驚いた様子でしたが、事情を話すとすぐに快諾してくれました。光芒一閃《こうぼういっせん》。妻にも簡潔に説明し、私は先に呼吸器内科外来に向かいました。

準備が整い、処置室に呼ばれた妻がベッドに仰向けになります。

医師と患者として初めて妻と相対した瞬間でした。

妻は私が病院で仕事をしているところを一度も見たことがありません。私はオンとオフがはっきりしているタイプで、病院で見せる顔と家庭での顔は全くの別。普段自宅では昼行灯《ひるあんどん》で過ごしていたように思います。

いままで見せたことのない真剣な表情の私を見て、妻はびっくりするだろうか。

そんな思いもよぎりつつ、右下腹部にエコーを当てると、モニター画面に腫瘍が描かれました。５日前に自宅で触診したときよりも、腫瘍は少し大きくなっているようでした。

腹直筋の右端の、腹壁が薄い部分の直下に腫瘍がありそうで、その間に腸は存在していないと考えられました。私はそこから針生検することに決め、その場所にマジックで印をつけ、消毒を行いました。

生検針は18ゲージ（約1・2ミリ）と太く、痛いに決まっています。妻の顔を直視するのは忍びなく、顔も含めて患部以外を覆う布を体に被せました。

次に局所麻酔の注射を行います。「組織を採るときにパチンと大きな音がするからびっくりしないで」と妻に声をかけながら、生検針を右下腹部に刺していきました。妻は大きな音にも動じずじっとしてくれて、無事1回目の生検が終了しました。

肉眼的にはひとまず腫瘍らしきものが採れ、ホルマリンの容器に浸しました。卵巣がんだった場合、BRCA遺伝子検査というものを実施することが望ましく、また悪性リンパ腫や肉腫の診断にも多量の組織片を必要とします。

合計4回の針生検を行い、十分な組織採取ができたと判断し、4回目の検体で捺印細胞診用のプレパラート標本も作製しました。

捺印細胞診とは、採取した組織の断面を捺印するようにスライドガラスに押しつけて細胞を貼り付け、顕微鏡で調べること。**最終的な診断には、細胞の集まりである組織を調べる組織診が必要ですが、結果が判明するまでに少なくとも数日かかります。**一方、捺印細胞診は当日結果が判明するので、だいたいの病気のアタリをつけることができるのです。処置中、介助についていた看護師さんが、妻に適宜声をかけ、汗も拭ってくださいました。そうした協力もあり、特に出血や腸管穿孔を疑うような腹痛もなく、検査は無事に終わりました。

しばらく妻は処置室のベッドで休んでいましたが、その後、心電図や下肢静脈エコーの検査へ。私は、無事に検査が終わったことにひとまず安堵しながら、自分の初診外来の業務に戻りました。

2時間余り経った頃、私の院内PHSが鳴りました。病理部から、先ほどの経皮針生検の捺印細胞診についての報告です。

「クラスV＝悪性細胞あり」で、「上皮性の悪性腫瘍（＝がん）」と思われ、リンパ腫は否定的との結果でした。

CT・MRIの画像所見と合わせると、卵巣がんで間違いないと考えられます。

このときの私は、妻のバッドニュースにもかかわらず、検査が成功した高揚感があり、

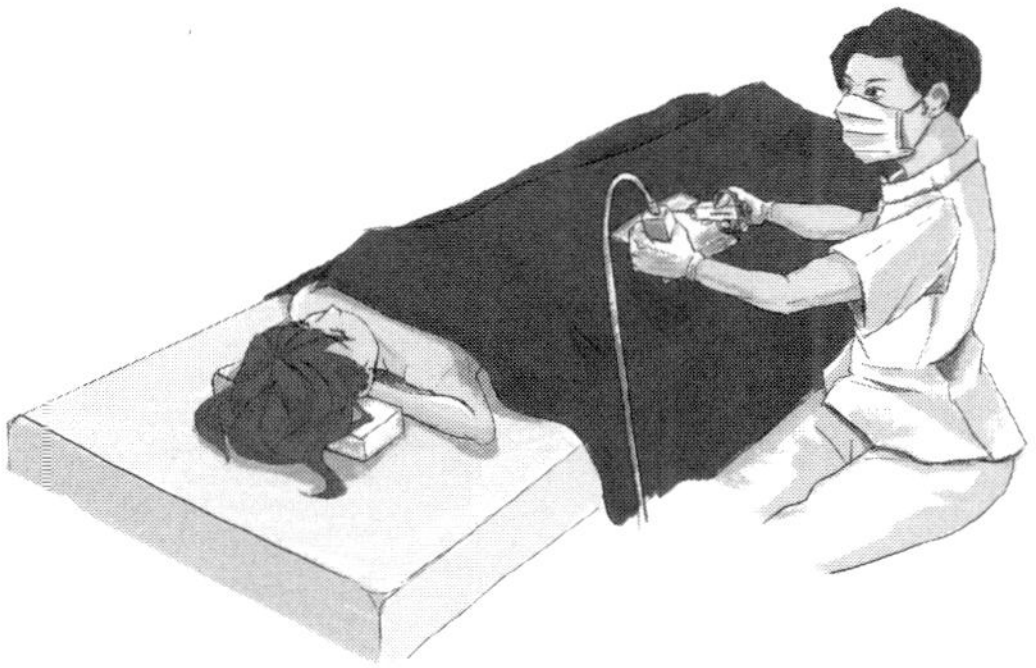

まるで絵仏師良秀のようだな、なんて思っていました。仏の絵を描く絵仏師の良秀は、自分の家が火事で燃える様子を見ながら、「これで不動明王の炎をもっと上手に描ける」と笑っていたという説話が宇治拾遺物語にあるのです。

私は直ちに主治医の先生に連絡をとり、卵巣がんと考えられることを告げました。その結果、組織診による最終診断の結果はまだでしたが、翌週から卵巣がんの治療を開始することとなりました。手術で取り切れない状態だったため、まずは抗がん剤治療です。

妻にも先生から説明があり、4日後の5月19日の入院予約を行い、妻は病院をあとにしました。急転直下の展開とともに、長かった一日が終わりました。

対戦相手は決まった、「卵巣がんのステージⅢC」

がんであることは受け入れていたためか、卵巣がんという病名を告げられても妻に大きな変化はありませんでした。翌週からの抗がん剤治療にも前向きだったと思います。現時点では**手術では取り切れないため、まずは抗がん剤を投与して、病巣が小さくなれば手術を検討する**、という治療方針も夫妻間で共有できていました。

突然の病気のことを誰まで伝えておくかということも話し合いました。

我が家は核家族で、近くに頼れる親族はいません。妻の両親は遠く離れたところで暮らしています。折しもコロナ禍での第1回緊急事態宣言下で、都道府県をまたぐ移動は自粛するよう要請されていました。なおかつ、この頃の病院は、入院中は面会制限がかかっていて、仮に病院まで来ても会うことはできませんでした。

1週間前の母の日にいつもと変わらない電話をしたばかりです。それなのに娘が進行がんですと電話でいきなり伝えれば、妻の両親がパニックになってしまうかもしれません。妻は、ひとまず治療に専念したいから余計な心配事を増やしたくないと言い、我が家以外の親族にはがんであることを当面は知らせないことにしました。

2020年5月17日（日） 入院まであと2日

がんと分かってから毎日測っていた腹囲は日に日に大きくなり、妻の下腹部はかえる腹になってきました。とにかく治療開始が待ち遠しくてたまりませんでした。

スーパーに買い物に行ったあと、近所を少しドライブ。車内でビートルズの『Let It Be』が流れたとき、助手席で妻は静かに涙を拭っていました。

自宅に帰ったあと、写真を撮ってほしいと言われ、スマートフォンに妻の姿を収めました。

2020年5月18日（月） 入院前夜

いよいよ明日は初回の抗がん剤導入のための入院です。少し胃のつかえはあるものの食事はとれていました。妻が受ける抗がん剤治療では脱毛の副作用は避けられません。私が仕事から帰ると、妻はインターネットでウィッグについて調べていました。

2020年5月19日（火）　対戦相手、対策が確定した

妻は私が勤める総合病院の婦人科に入院しました。やはり脱毛の副作用が気になるようで、院内の美容室にもウィッグのことを聞きに行ったようです。採血結果は問題なく、翌日から予定どおり抗がん剤治療を開始することとなりました。

病室からは遠くに淡路島が見えます。淡路島は私たちが新婚時代を過ごした土地です。それから20年弱。これまでのことが走馬灯のように思い出されました。

この日、先日のエコーガイド下経皮針生検の最終病理結果が出ました。

確定診断の結果は「高異型度漿液性がんの卵巣がん」。

がんの種類を選べるならこれであってほしいと願っていたがんです。

進行が非常に早く、多くが進行がんとして発見され再発もしやすいものの、抗がん剤はよく効く。強敵ですが、対戦相手は決まりました。

◆病名：卵巣がん（高異型度漿液性がん）、腹膜播種あり、ステージⅢC
◆5年生存率：43・4％（がん情報サービス 院内がん登録生存率集計結果閲覧システムから引用）
◆治療方針：術前化学療法（抗がん剤治療）↓手術↓術後化学療法↓維持療法

病状は非常に厳しく、野球でいえば7回裏10対0で負けているような状況です。一刻の猶予もないなか、ゲームセットは死を意味します。ただ対戦相手がこのがんであれば、まだ勝機はあるはずです。自らの手でエコーガイド下経皮針生検を行い、せっかく診断を早めて時計の針を少しだけ巻き戻すことができたのです。とにかく治療を頑張っていくしかありませんでした。

がんサバイバーからのメッセージ①

「がんが見つかったとき」

「卵巣がん？」

私の頭の中は無数のクエスチョンマークがぐるぐると回っていました。

忘れもしません、2020年5月13日。婦人科の診察室で夫とともに主治医の先生の説明を聞いていたときのことです。

「なんで私が……」

あまりに突然すぎて、診察室ではそこまでショックはありませんでした。

がんのことを知らなさすぎたし、自分のこととは思えませんでした。ただ、心と裏腹に体は反応して気分が悪くなり、しばらく診察室のベッドで横にならせてもらいました。

5分ほど休んで椅子に戻ると、非常事態なのに、もういつもの私に戻っていたのかもしれません。とても深刻な自分の病気のことなのに、診察室の重たい空気を何とかしたいと思ったのです。

「すぐに造影CTを撮りたいのですが……」

先生からそう伝えられ、「やってもうた」と思いました。腹部画像検査の前は絶食が鉄則ですが、MRI検査を受けるため朝から絶食だった私は、空腹に耐えかねて院内の食堂で食事を済ませていたのです。

「すみません、先ほどお蕎麦を食べてしまいました……」

なるべく明るく聞こえるように声のトーンを選びました。

「あ、食欲はあるんですね」

「はい、すごくあります」

「お蕎麦なら4時間空ければ大丈夫だと思いますから、16時半に受けてください」

診察室の重たい空気が少し和んだとき、少しは笑いのとれる関西人になれたかな、ハンバーグ定食と迷ったけどお蕎麦にしてよかった、とのんきに客観視している自分がいました。

初診からの1週間は本当に目まぐるしい日々でした。ただ、突然の連日の病院通いで気が張っていたせいか、このときには、まだそれほど病気の怖さを感じることはありませんでした。

Q1　がんはどうやって見つかるの？

――A　ある日、突然見つかります

1章では、妻のがんが見つかってから、詳細な病名が明らかになり、治療方針が決まるところまでをお伝えしました。

がんは、どのようにして見つかるのでしょうか。

「はじめに」でもお伝えしたように、そして、私たちもそうだったように、**がんはある日突然見つかることがほとんど**です。ずっと前からがんが疑われていたということは稀です。

がんが見つかるきっかけには2パターンあります。

1つは、何か症状があって医療機関を受診する場合。

もう1つは、健康診断で異常を指摘されて医療機関を受診する場合です。

進行がんと聞くと、よほどいろいろな症状があっても医療機関を受診せず我慢していたのだろうと思うかもしれませんが、そんなことはありません。**ちょっとした症状や違和感**

で受診したケースや、自覚症状はないけれど健康診断で要精査の判定になって受診したケースでも、進行がんと診断されることはよくあります。

早期発見で適切な治療を受ければまず大丈夫という場合には、がんは恐れる病気ではありません。例えば早期の胃がんや大腸がんは、胃カメラや大腸カメラといった内視鏡で切除すればそれで治療終了です。それでも、がんと診断されれば、大きなショックを受ける人は多いでしょう。

一方、いきなりステージⅢ・Ⅳといった進行がんと診断された場合、何も手立てをせず無治療なら早晩命に関わってきます。このときの衝撃は計り知れないものがあります。

そんなつもりじゃないのに、医療機関を受診して進行がんの疑いが強いと告げられれば、「え、まさか」という思いが渦巻き、呆然とするのは当たり前です。でも、意外と〝そのとき〟は、ある日突然あっさりやってくるものなのです。

Q2 どのようにしてがんは診断されるの？

――A 最初に受診する医院が気づいてくれるか、が肝心です

がんが見つかったときには、気になる症状があったとか、健診で要精査になったとか、何らかの理由があって医療機関を受診したわけです。ただ、いきなりがんセンターや大学病院を受診することはあまりありません。

まずはかかりつけ医や自宅・職場に近いクリニックを受診する方がほとんどだと思います。そこで問診・身体診察や胸部レントゲン、腹部超音波や消化管内視鏡、血液検査などを受けて、がんが疑われれば、高次医療機関（より高度な検査や専門的な治療が可能な医療機関）に紹介となります。

まず、最初に受診したクリニックで病気のアタリをつけてもらう。つまり、「がんが怪しい」、あるいは「放っておいてはいけない重大な病気が潜んでいそうだ」と適切な判断

を受けることが重要です。

ですから、**がんを見逃さないためには、最初に受診する医院選びが非常に重大なポイント**です。ここで判断を誤ると大きく時間をロスすることになります。

普段から近隣にどのような医療機関があるか、知っておくとよいでしょう。

お腹が痛くて耳鼻咽喉科に受診する人はいないと思いますが、最初にどの医療機関を受診するのかは、患者さんご自身の判断に委ねられ、自己責任です。特に健康状態に問題がなくても、年に1回くらいは近隣の医療機関の情報収集をしておくといざというときに慌てずに済みます。お住まいの地域によっては、コンビニや書店・スーパーなどで地域の医療機関を紹介している冊子が配布されていることもあります。

妻の場合は、夫である私がかかりつけ医の役割を果たしました。

病気のアタリをつけてもらったら、がんセンターや大学病院、規模の大きな総合病院などを紹介され、そこでさらに精密検査が行われます。具体的にはCT やMRI、PET、組織採取のための生検などが予定されます。なかでも、がんの診断では生検が非常に重要です。

Q3 どうしてがんの診断には生検が重要なの？

——A 対戦相手を知り、対策を立てるには必須なのです

ＣＴやＭＲＩ、ＰＥＴ、超音波といった画像検査、または血液検査での腫瘍マーカーで異常があるからといって、がんと確定するわけではありません。

特に腫瘍マーカーは要注意です。**健康診断などで腫瘍マーカーの測定がオプションで追加できる場合がありますが、お勧めできません。**というのも、がんがなくても腫瘍マーカーが少し高く出る人は結構いるのです。がんではないのに腫瘍マーカーが高ければ、精神的に不安になるだけ。腫瘍マーカーは、画像検査でがんが疑われた人にのみ、行うべき検査だと考えます。

がんかどうかは、生検を行わないと確定できません。

生検とは、生体検査の略。腫瘍が存在していると思われる場所から、腫瘍組織の一部を採取して、その採取した組織を病理医が顕微鏡で覗いて判定を下す検査です。その結果、「良性腫瘍＝がんではない」と判断されることもあります。

悪性の細胞が認められれば、がんと診断されます。画像検査や免疫染色といった追加の病理検査の結果を踏まえて、最終的に肺がんや胃がん、大腸がんなど、「臓器名＋がん」の形で病名が確定します。

専門用語でいえば、原発臓器が確定するのです。肺がんなら肺が原発、膵臓がんなら膵臓が原発ということになります。

生検は、がんの診断が確定するだけではありません。病気に関する多くの情報を得ることができます。

例えば肺がんは、さらに腺がん、扁平上皮がん、小細胞がん、大細胞がんなどの組織型に区別されますが、生検で得られた組織で病理検査を行うことで判明します。同じ肺がんでも、組織型によって治療方法が全く異なります。

また、近年は分子標的薬という種類の抗がん剤の開発が進んでいますが、これは特定の遺伝子変異が確認される患者さんにのみ効果が期待できる薬です。これも、生検で得られた組織を用いて遺伝子変異の有無を調べることができます。

生検の方法は、がんができている臓器によって変わります。胃腸や肺では、胃カメラや大腸カメラ、気管支鏡といった内視鏡を用いて生検する方法が一般的です。肝臓や乳腺などでは、超音波で病変の位置を確認しながら体の外から皮膚ごしに針を刺す経皮針生検という方法がとられます。

内視鏡での生検や経皮針生検は、それほど大がかりな検査ではないので、日帰りあるいは数日間の入院で処置が可能です。こういった方法で組織採取が難しければ、病名を確定させるための手術が必要になる場合もあります。そうした手術のことを「試験開胸術」や「試験開腹術」と呼びます。

いずれにしても、がんの診断のためには生検を行って組織を採取することが必須です。「診断＝病名」が確定しないと、治療に進むことができません。

いうなれば、試合の対戦相手が決まらなければ対策が立てられないということ。もっといえば、対戦相手が決まらなければそもそも試合を始められません。

これは進行がんで時間に猶予がない患者さんでは大変憂慮すべき事態です。**いかに迅速に診断を確定して病名をはっきりさせるかは、がん治療を有利に進めるうえで大変重要なポイント**です。

Q4 がんのステージとは？
――A 向き合う相手の手ごわさを表しています

生検で病名が確定し対戦相手が決まったら、次に行うべきは対戦相手の分析です。つまり、どれくらいの強豪なのか、がんのステージを調べます。

がんが最初に発生した臓器（原発臓器）によって、肺がんや乳がん、大腸がんなど多数のがんが存在します。それぞれのがんの「取扱い規約」というものがあり、がんの状態や治療の結果を記録する際の約束事がまとめられています。

がんの種類によって細かい違いはありますが、基本的にどんながんでも、ステージはⅠ～Ⅳの４段階に分類されます。

ステージⅠが最も初期の段階です。この段階では、がんは原発臓器１カ所にのみ小さく存在していると考えられます。専門用語で「**局所にとどまっている**」と表現され、**手術や放射線といった局所治療で十分に完治が見込めることが多い**です。

ステージⅡも比較的早期と考えられる段階です。ステージⅡの意味するところは、がんの種類によって一概にはいえませんが、原発臓器にできたがんのサイズが少し大きめであったり、周りのリンパ節に少し転移がみられたりする状況のことが多いです。手術が有効なことが多いですが、転移による再発を予防するために、手術後に抗がん剤治療（以前は化学療法と呼ばれ、最近では薬物療法と呼ばれることが多いです）を追加することもあります。これを術後補助化学療法や術後薬物療法と呼びます。

ステージⅢ・Ⅳは進行がんと考えられる状態です。

遠隔転移があればステージⅣで、最もがんが進行している段階です。遠隔転移とは、がんが最初に発生した原発臓器以外に転移していること。例えば肺がんでいえば、脳や肝臓、骨、副腎といった他の臓器に転移していればステージⅣです。左肺が原発で右肺に転移している場合も他臓器転移とみなされ、ステージⅣとなります。

ステージⅢの意味するところも、がんの種類によって一概にはいえません。がんが発生した部位の周辺にかなりたくさんのリンパ節転移があったり、がん病巣が点在していたりすることが多いです。つまり、病変が1カ所にとどまっておらず、点在しているために、手術で完全に取り切ることは難しいケースが多い段階です。

このため、**ステージⅢ・Ⅳでは手術や放射線といった局所治療では対処困難で、全身療法である抗がん剤治療の出番となることが多い**です。

がんに関する情報は、国立がん研究センターが運営するサイト「がん情報サービス」が大変充実しています。それぞれのがんのステージ別患者数や5年生存率のデータ、さらには1年ごとの生存率のデータも掲載されています。

ステージⅠで見つかる患者数が多く生存率が高ければ、治りやすいがんといえます。逆にステージⅣで見つかる患者数の多いがんは、早期発見が難しく、治りにくいといえます。

肝臓がんや膵臓がんなど、ステージⅠで診断されても5年生存率が厳しいがんもあります。

がん治療の主役は患者さん本人です。あまり知りたくないような厳しい現実かもしれませんが、ご自身のがんのステージについて知っておくことは、今後の病気との付き合い方を考えるうえで参考になります。

Q5 がんと診断されたら、どんな説明があるの？

——A 病名、治療方針、病気の見通し。がんとの向き合い方を決める大事な話し合いです

がんが疑われて病院を受診し、生検や画像検査の結果が出揃えば、主治医から検査結果の説明があるはずです。このときには、**できるだけ一人では受診せず、頼れるご家族も一緒に付き添ってもらうこと**をお勧めします。

私自身も実体験しましたが、がんの宣告は想像を絶する大きな衝撃をもたらします。詳しい説明があるのですが、頭が真っ白になってあまり覚えていないこともあるかもしれません。できれば、その場でメモをとるとよいでしょう。

「悪性＝がん」の診断結果であっても、基本的に患者さん本人にも病名は告知されます。進行がんであったとしても、ステージや治療方針、予想される経過・予後について、医師から説明があります。

なお、予後とは今後の病状についての医学的な見通しのこと。治療を行ったあとに病気

がどのような経過をたどると予想されるかということです。予後良好とはこれから病気が良くなる可能性が高いことを意味し、予後不良はこれから病気が悪くなる可能性が高いことを意味します。

予後1年など「予後＋期間」で表現された場合は、残されている時間、つまり予測される余命まで含みます。

予後の説明には、治療しなかった場合に予測される平均的な余命、治療した場合に予測される平均的な余命まで含まれる場合もあります。

このときの話し合いは、今後のがんとの向き合い方を決めるうえで大変重要です。医師は病気の専門家であり、最善と考えられる選択肢を提示しますが、どの治療方針を選択するかの最終的な決定権は患者さん本人にあります。いわば医師は軍師で、患者さんは君主の立場です。

最終的な決定権があるということは、ご自身の選択に対して自分で責任を負うということ。病状が重ければ、考えたくもないつらい内容も含まれているかもしれませんが、後悔のないように判断を下さなければなりません。

疑問点があれば、ぜひその場で主治医に質問してください。治療方針について、どうしても納得できない点や解決できない疑問があれば、セカンドオピニオンを依頼するという方法もあります。

第2章

がん戦争に突入——術前化学療法

がん戦争が始まった

子どもの頃、久米宏さんの司会で「久米宏のがん戦争」というテレビ番組がときどき放送されていました。進行がんの治療は、まさにがんとの戦争といって差し支えありません。

胸部CTで肺に小さなすりガラス結節と呼ばれる、薄いもやがかかった影が見られるだけの場合には、初期の肺がんと考えられても経過をみるだけのこともあります。また、ステージが進行していても、甲状腺がんや前立腺がんなど5年生存率が良好で、がんと共存する選択肢がとれるがんもあります。

でも、一般論としてステージⅢ・Ⅳといった進行がんでは、無治療ならまず年単位の生存は困難です。それは私が普段診療している肺がんでもそうですし、妻がかかった卵巣がんも同じです。

ただ、世の中に絶対はありません。私が主治医として担当している70代後半でステージⅢAの肺がんを発症した患者さんは、一切のがん治療を希望されませんでしたが、無治療のまま、がんは自然に小さくなり、5年以上経ったいまもお元気に過ごされています。

1000人以上の肺がん患者さんを診療してきて、無治療でがんが小さくなったのはこの患者さんお1人だけ。他にも、胸腺がんと悪性リンパ腫で生検後に一時的に腫瘍が縮小した患者さんがそれぞれ1人ずついますが、その後は抗がん剤や手術、放射線治療などを受けておられました。

このようなごく稀な例外的なケースはあるにせよ、**進行がんが治療をすることなく小さくなることはまずあり得ません。**ならば、とり得る選択肢は、がん治療を行ってがんと戦うか、戦わないかの2択です。

進行がんでは、抗がん剤治療がまず必要となることが多く、さらに、個々の患者さんの状態に応じて、手術や放射線治療などを組み合わせながら治療を行う「集学的治療」が行われます。がんというのは大変しつこく、がん細胞を全滅させない限り再発してきます。まさに、殺るか殺られるかの世界。がん治療を行うということは、命を懸けてがんとの総力戦に突入することを意味します。

2020年5月20日（水）　我が家のがん戦争の始まり

この日、抗がん剤1コース目を投与しました。抗がん剤治療は、投与期間と休薬期間を合わせて1サイクル（1コースや1クールと呼びます）として、数週間おきに繰り返すのが一般的です。

妻の場合は、カルボプラチン、パクリタキセル、ベバシズマブという3種類の薬を組み合わせて、3～4週間に1回の点滴を1コースとし、効果と副作用の具合を見ながら繰り返していくことになりました。

卵巣がんでは、「カルボプラチン＋パクリタキセル」の治療が最も効果が高い標準治療で、ステージⅢ・Ⅳの進行がんではベバシズマブの併用も推奨されています。

それぞれの薬について簡単に説明すると、カルボプラチンはプラチナ（白金）製剤の1つです。がん細胞内の遺伝子本体であるＤＮＡの2本鎖と結合することで、がん細胞の分裂をストップさせ死滅に向かわせます。

シスプラチンという、最も古くからあり現在でも第一線で使用されているプラチナ製剤の抗がん剤の吐き気や食欲不振、腎障害の副作用を軽くしたものがカルボプラチンです。

とはいっても古典的な抗がん剤（細胞障害性抗がん剤）であり、投与後数日間は吐き気や食欲不振が強く出る患者さんもいますし、投与2週間後くらいに血液毒性（白血球、赤血球、血小板が減少すること）がピークとなり、脱毛も出現します。**細胞障害性抗がん剤の特徴は、がん細胞にも作用する一方、正常の体内の細胞分裂も障害すること。いわば無差別攻撃で、そのため正常細胞へのダメージも大きく、副作用が強く出やすい**のです。

パクリタキセルはタイヘイヨウイチイという樹木の樹皮から発見された成分で、細胞分裂に関わる微小管というものの働きを阻害して細胞分裂を停止させ、がん細胞を死滅させる薬です。「タキサン系微小管阻害薬」というタイプに分類される細胞障害性抗がん剤です。副作用としては、吐き気、アレルギー症状、脱毛、血液毒性、下痢・便秘などのほか、この薬特有の副作用として強い手足のしびれ、関節痛、筋肉痛が挙げられます。カルボプラチンとの併用で抗がん効果は高まりますが、副作用もまた強くなります。

ベバシズマブは先に紹介した2種類の細胞障害性抗がん剤とは違い、「分子標的薬」に分類される薬です。そのなかでも「血管新生阻害薬」というカテゴリーに属します。

がん細胞も増殖するためには酸素や栄養が必要で、それらはがんに流入する血管から供給されます。がん組織は血管新生といって、がん専用の新たな血管を作り出して酸素や栄養を直接取り込めるようになると、加速度的に一気に増大します。この異常な血管新生を壊す薬が、血管新生阻害薬ベバシズマブです。

酸素や栄養ががん細胞に届く道筋を遮断する、いわば兵糧攻めによってがんを縮小させようという薬で、従来の細胞障害性抗がん剤との併用で相乗効果を発揮します。

血管に関係する薬のため、特有の副作用として、出血、血栓症、血圧上昇、創傷治癒遅延、消化管穿孔などがあります。傷の治りが悪くなるため、手術の前後4週間は投与を避ける必要がありますが、妻の場合、腹腔鏡手術ではなく経皮針生検で卵巣がんの診断がついたため、1コース目からベバシズマブを併用することができました。

ベバシズマブは、がんで胸水や腹水が溜まっている患者さんに効果が高いことが知られています。**がんで胸水や腹水が溜まるのは、胸膜播種や腹膜播種が原因**です。妻の場合、腹膜播種が散在していて、横隔膜には5〜6センチと巨大な腹膜播種もありました。

このカルボプラチン、パクリタキセル、ベバシズマブの3剤併用療法が2020年5月20日に始まりました。午前11時頃から点滴が始まり、吐き気止めやアレルギー反応を抑える薬も使いながら、終了したのは午後8時頃。約9時間かけての治療です。

夕方、妻の病室を訪れると、まだ点滴中で顔色は青白く少しウトウトしていました。パクリタキセルにはアルコールが含まれているのです。抗がん剤の量は体格や肝腎機能に合わせて厳密に調整されますが、パクリタキセル1回分に含まれるアルコール量はだいたいビール1缶分ほど。お酒に弱い妻は、やや酩酊状態のようでした。

呼吸器内科のカンファレンスを終えて夜9時頃にもう一度妻の病室を訪れると、もう点滴は終了したあとで、吐き気もなく顔色も回復しており、元気そうでひとまず安心しました。

2020年5月21日（木）　2泊3日で帰宅

出勤して入院患者さんの回診を終えたあと、午前9時前に妻の病室を訪れると、もうパジャマから着替えていました。朝食も完食したよう。天気は快晴で病室の窓からは淡路島と沼島がきれいに見えました。

午前中に退院した妻は、バスで帰宅。以後、2泊3日の抗がん剤治療目的の入院を繰り返していくことになりました。

2020年5月22日（金） 腹水が消えた

この日は近くの病院でPET検査を予約していました。がんのステージを決定するうえで有用な画像検査ですが、私が自ら経皮針生検を行ったことで急遽抗がん剤治療が早く開始されたため、抗がん剤投与の2日後となったのです。

抗がん剤は投与日を「day1」と数えるので、この日は「day3」。吐き気や食欲不振などの副作用が出やすい時期ですが、妻の場合、これらの副作用は軽いようでした。ただ、この日の昼頃からかなり強い全身倦怠感や下腹部痛、右季肋部《みぎきろくぶ》（一番下の肋骨の下側あたり）の痛みが表れるようになりました。のちに妻はこの日を振り返って、「お腹の中で銃撃戦が始まってドスンドスンと踏み荒らされるようだった」と表現しています。

この日に撮影したPET検査の結果は後日届きました。

画像を見ると、下腹部の巨大腫瘍や多数の腹膜播種は変わらず見られましたが、腹水は消えています。妻のがんは、腫瘍の大きさや広がりの割にもともと腹水は少なかったのですが、すっかり消えているのには驚きました。

抗がん剤投与の2日後に画像検査を行うことはあまりないので、珍しい画像ですが、抗がん剤の効果、特にベバシズマブの効果だと強く感じました。

2020年5月23日（土）24日（日）海の近くを散歩

週末になると妻の全身倦怠感や腹部の痛みは改善してきました。抗がん剤の副作用は予想していたよりも軽く、食事も普通にとれていました。

気分転換に近場をドライブし、海の近くを散歩。髪があるうちに写真を撮ってほしいと言われ、何枚か撮影しました。海の彼方の夕陽がとても印象的でした。

夜、腹囲を測ってみると、抗がん剤投与前より明らかに腹部の膨らみがおさまっています。見た目にもかえる腹ではなくなってきていました。

2020年5月29日（金）妻、ベリーショートにする

注文していたウィッグが届いた翌日、妻は病院の美容院で髪をベリーショートに切ってきました。今後抗がん剤の副作用で長い髪が抜けるのが嫌だから、と。

知り合って20年来初めて見る短さでしたが、とても似合っていて、本人にもそう伝えました。何よりがん治療に前向きでいてくれていることがとても頼もしく感じました。

家族崩壊の危機——がんじゃない家族は敵か？

2020年6月3日（水）　経過は順調、でも……

この日は、退院後初回の婦人科外来の受診日でした。私も自分の外来診療の合間を縫って付き添いました。

1コース目の抗がん剤を投与してｄａｙ15に当たる日。腹部の膨らみが軽減していることから、抗がん剤の効果は間違いなくあると思われたので、その点は特に心配していませんでした。

一番の心配事は血液毒性の副作用です。**抗がん剤投与の2週間後くらいが血液毒性の副作用のピーク**なのです。幸い、白血球・血小板減少もなく、貧血の進行もありませんでした。つまり、血液毒性も問題なし。

腫瘍マーカーは「CA125 199U／ml」と大幅に低下しており、「CA19－9」は107U／mlと治療前よりわずかに上昇していましたが、まだ治療を開始したばかりで気にすることはないと思われました。

妻が、腹囲が小さくなってきていることを報告すると、主治医の先生も大変喜んでくださいました。副作用も軽く血液検査の結果も良好なので、4週サイクルで抗がん剤2コース目を計画することとなり、2週間後の入院予約をしてその日の外来受診は終了しました。

ところが、その日の夜私が帰宅すると、妻はとても暗い表情を浮かべていました。

経過は順調なはずなのに……。

ただ、予兆はあったのです。外来受診日の2日前（day13）から急激に脱毛が始まりました。覚悟はしていてもやはりショックは隠せず、それまでのこちらが戸惑うほどの前向きさは急速に失われつつありました。

その日から脱毛用のヘアキャップを常に被るようになり、ベリーショートに整えていた頭髪を見ることはできなくなりました。また、浴室のドアの外にはビニール袋に入れた大きな髪の毛の塊が毎晩置かれるようになりました。抜けて排水溝にたまった大量の髪の毛を集めたもので、まるでモルモットのような大きさでした。

がんが分かるまでの自覚症状がそれほど深刻ではなかった妻にとって、脱毛によって自分はがん患者なのだとはっきり認識することになったのかもしれません。

外来受診日は初めてのウィッグを被っての外出でした。不慣れさもストレスの一因になったのかもしれないと思いました。

外来では「抗がん剤を3～4コース投与したあとに手術ができれば」と先生から前向きなお話がありましたが、1コース投与しただけでは当然予定は組めず、予定は未定、手術までたどり着けるのかは不明でした。一部の腫瘍マーカーが治療前よりわずかに上昇していたことも、大きな不安材料になったようでした。

帰宅するなり、「あとどれくらい生きられるの？」「末期がんなの？」「本当に手術できるの？」と、矢継ぎ早に聞かれました。妻なりに卵巣がんについていろいろと調べたのでしょう。

妻とは治療方針に関する情報は共有していましたが、抗がん剤が効かなかった場合に予想される余命や、手術まで至らなかった場合に予想される経過などマイナス面の情報提供は一切していませんでした。夫として完治を願い、そうなるよう、できる限り治療しようというスタンスで接していました。

ただ、「絶対に治る」「絶対に大丈夫」とは断言できませんでした。そう言えばよかったのかもしれませんが、医師の視点からはとても楽観視できる状況ではありませんでした。そもそも医療の世界には絶対は存在しません。「絶対に大丈夫だ」と言う医師はいませんし、禁句です。

妻はそうした言葉を期待していたのかもしれませんが、あまりにも事実を直視しなさすぎるのも躊躇《ためら》われました。できる限り明るい展望を話しながら、寄り添うように努めましたが、死への恐怖は拭い去れないようでした。

「あなたはいいね、がんじゃないからこれからも生きられて」

がん患者とがんでない人の対立構造が生まれた瞬間でした。がんを患っていない私は、家族であっても敵と認定されたようなものです。

いままで数多くのがん患者さんから、「なぜ自分ががんに?」とよく聞かれました。ましてや妻はまだ40代です。がんの好発年齢より随分と若いのです。

「なぜ自分ががんを発病しなければならないの?」と、あまりに理不尽な現実を受け入れ難いのは当然です。どうしようもない現実に対する怒り、悲しみをどこかにぶつけざるを得ないのも頭では理解できました。

医療従事者にこういった感情をぶつけてくる患者さんもおられます。でも、大半は一緒に暮らしている家族が矢面に立って受け止めているのではないでしょうか。

一方で、がん患者の家族は「第2の患者」ともいわれます。

がん患者の家族も大切な家族の発病という受け入れ難い理不尽な現実に打ちのめされ、大きな不安やストレスを抱えているのです。お互いに余裕がないために、少しの言葉や態度の食い違いで簡単に人間関係が壊れてしまう脆さを感じました。身近だからこそ、かえって危ういのです。

2020年6月から7月上旬頃までは、妻の気分の浮き沈みが激しく、精神的にはどん底といっていい非常に困難な時期でした。もともとは笑いの絶えない家族だったと思いますが、この時期は全く笑えず、常に緊張の糸が張りつめていました。

「もう治療を止めたい」「病院に行きたくない」「実家に帰って治療する」——。

そういった訴えがしばしばあったのもこの頃です。

その都度、慎重に言葉を選びながら、話を聞きました。ここで自暴自棄になって治療を中断すれば、それこそ死あるのみです。治療しなかった場合に予想される余命は伝えていませんでしたが、せっかく抗がん剤が効いて腹部の膨らみが軽減しているのだから治療を続けてみよう、と言うしかありませんでした。

実家に帰るのも良い選択とは思えません。遠く離れた県外の病院へ転院するとなれば、受け入れ先の病院探しなど相応の日数を要します。しかもコロナ禍で医療機関の受け入れ体制は逼迫しており、転院はさらに困難な可能性がありました。そのために抗がん剤のスケジュールが延びては致命的です。

そもそも妻の両親は娘ががんであることも知らないのです。とても現実的な話とは思えませんでした。ただ、これらを論理的に頭ごなしに言うのではなく、オブラートに包んで説明して極力不要な摩擦は避けるように努めました。

それでも、ある日のこと。

「医者と暮らしているのに、なんで末期がんなの？」と言われたときには、立ち直れないほどショックを受けました。一発で完全にノックアウトです。

卵巣がんは有効な検診方法が確立されておらず、サイレントキラーと呼ばれます。私が名医だったなら、もっと早期発見できたのか……。何度も考えましたが、いまでも答えは出ないままです。

妻ががんになったことで、それまでにはなかった衝突や対立が増えたことは間違いありません。私にできることは、家族は味方であると言葉や態度で示すことだけでした。ただ、こんな私たちでも病院受診時の様子からは、非常に精神的にも安定して前向きに治療している患者に映っていたと思います。

家族ががんになったことで、家庭が崩壊したり離婚に至ったりすることは決して珍しくありません。私が診療した患者さんでも実際にそういう事例に遭遇することがあります。病院で診察している限りでは精神的にも問題なく治療を進められていると思うがん患者さんでも、家庭内ではさまざまな紆余曲折があるのかもしれない。そう、自分の実体験を通して思うようになりました。

病院の中は、患者さんにとってはいわば舞台の上。そこでは本当の姿を隠して精いっぱい演じている可能性があります。対して家庭内は舞台裏です。そこでの本心を診察室での限られた時間で汲み取るのは至難の業だと痛感しました。

がん患者さんの本当の心の動きは、寝食をともにしなければまず分かりません。このことを医療従事者の方にはぜひ知っておいてほしいです。がん診療やがん看護など、たくさん勉強してきた自負はあるかもしれませんが、自分は何も分かっていないというくらいの気持ちでがん患者さんと接したほうがいいと思います。

手術へ向かって一筋の光明が射す

舞台裏では浮き沈みが激しかったものの、6月17日には抗がん剤2コース目を予定どおり投与しました。

2020年7月1日（水）　手術の可能性が見えてきた

抗がん剤2コース目day15。婦人科外来の受診日です。

腫瘍マーカーは「CA125　30・4U／ml」「CA19‐9　56・6U／ml」と低下しており、「CA125」は基準値内に入ってきました。

白血球は2700、好中球は1160と、血液毒性は軽度で、3週サイクルで次回の抗がん剤を予定することとなりました。先生からは「一度CTを撮りましょう」と提案もあり、その結果によって手術を検討していきたいとおっしゃられました。

2020年7月7日（火）　がんが確実に小さくなっている

前回同様、2泊3日の予定で妻は入院。この日に胸腹部造影CT検査を受けました。

3種類の抗がん剤を2コース投与したことで、16～17センチ大だった下腹部の腫瘍は9センチ大くらいにまで縮小していました。体積で考えると当初の2割くらいに縮小しているようでした。さらに、最大5～6センチあった横隔膜の腹膜播種は消失していました。

抗がん剤が効いて、がんは確実に小さくなっていたのです。

「4コース投与したあとに手術を予定しましょう」

先生から、そう伝えられました。

進行した卵巣がんが見つかったときには、暗闇のなか大海に放り出されたようで、どこに向かえばよいのか皆目見当がつきませんでしたが、一筋の光が射してきました。

卵巣がんでは、手術が最も大きな予後因子です。つまり、病気が今後どのような経過をたどるのかを予測する大事な判断材料が手術なのです。

卵巣がんは比較的抗がん剤がよく効くとはいえ、抗がん剤だけでがんが消滅することはほぼありません。手術ができるかどうかは大きな分岐点となります。

さらに、進行した卵巣がんは本当に難しい病気で、手術だけで完治することは期待しにくく、手術後に抗がん剤治療も併用するのが基本ですが、それでも再発率は非常に高いのです。とはいえ、手術ができなければまず治癒の見込みはなくなります。

がんと診断が下されたときには無理だと判断された手術が受けられるかもしれない状況になってきたことは、大きな前進でした。暗中模索の状態から手術という具体的な目標

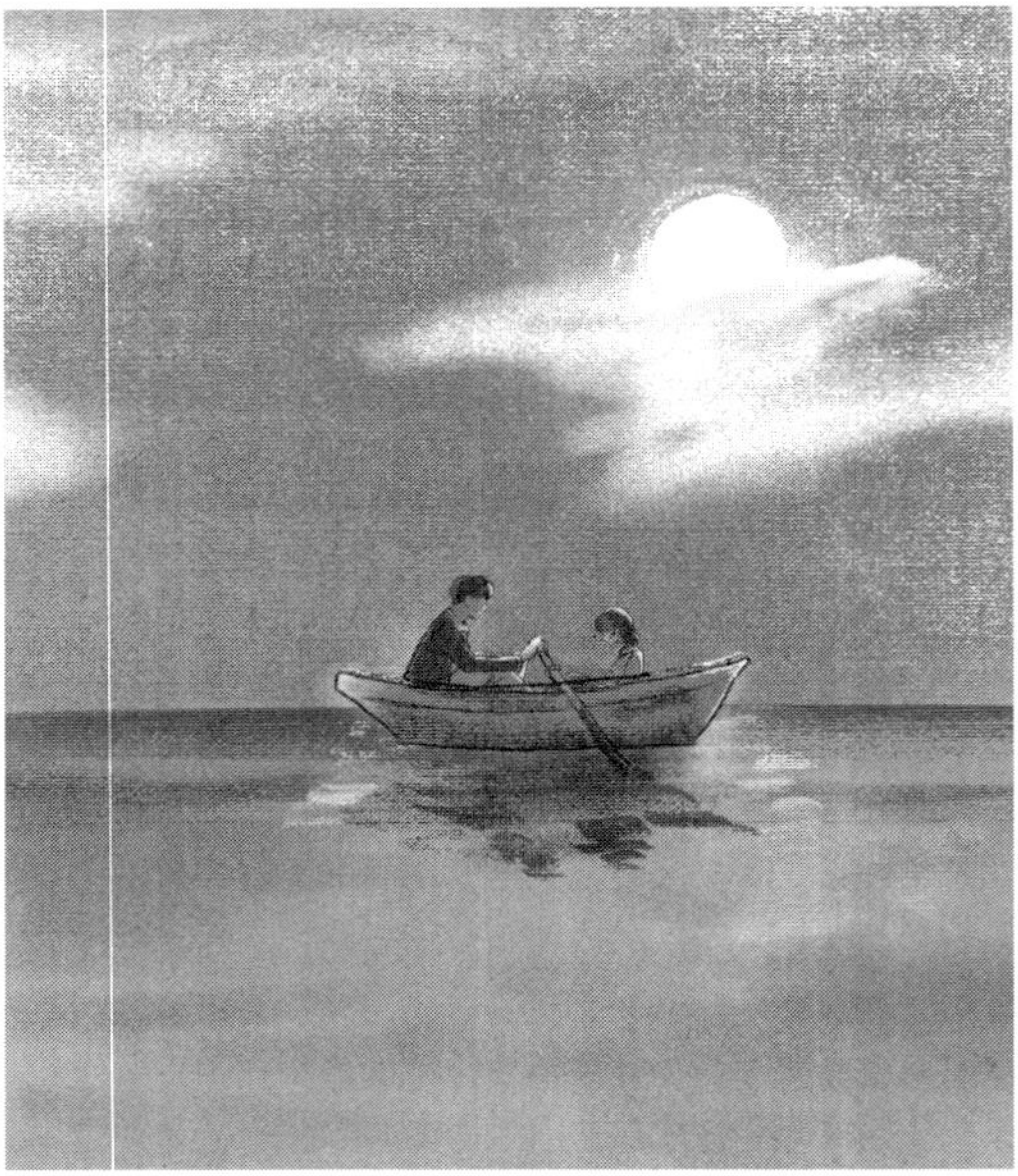

が忽然と浮かび上がってきたのです。生存を得るためにはこの一筋の光明を何としてでも見失うわけにはいきません。
野球でいえば、スコアボードは7回裏を終えて10対2といったところです。まだ大差で負けていますが、抗がん剤というこちらの攻撃が効くことが分かったのです。七夕のこの日、一縷の望みを託して、どうか手術までたどり着けますようにとお願いしました。
そして翌日、抗がん剤3コース目の点滴を受け、翌々日、妻は退院しました。

2020年7月22日（水） 3コース目も問題なく

抗がん剤3コース目ｄａｙ15、婦人科外来の受診日。

この週末に東京オリンピックの開幕が予定されていましたが、コロナで開催は延期に。妻が発病する前からここで夏休みを予定していた私は、この日、患者家族として職場である病院に行くことになりました。いつもは診察に呼ばれたときに婦人科診察室の前で落ち合っていたので、病院の玄関から妻と一緒に行動するのは初めてです。

すっかり通院慣れしている妻は院内での動線を熟知しています。「再診受付→採血・尿検査→喫茶コーナーで休憩→婦人科待合室」と、妻の案内に従って行動します。普段の自分の行動範囲は限られているので、全く出入りしたことのない場所も多く、見慣れているはずの院内が、行く場所行く場所、とても新鮮でした。

採血結果を待つ間は、喫茶コーナーで休憩。腫瘍マーカーは月1回しか保険算定されないので、この日の採血項目には入っておらず、その点は気が楽でした。

診察予約の時間が近づいて婦人科待合室に移動すると、待合室にはたくさんの患者さんが待っていました。診察室に呼ばれたのは、予約時間から1時間半ほど過ぎた頃でした。

病院に対する患者さんからのクレームで多いのが、診察の待ち時間です。実際に待ってみて、確かに長く感じるなと思いました。あとどのぐらいで呼ばれそうなのか、進捗状況が分からないのです。ただ、待ち時間については致し方ない面もあり、患者さんにご容赦いただくしかないようにも思います。

私たちの抗がん剤3コース目day15の診察は、血液毒性の副作用や体調に大きな問題はなく、3週サイクルで抗がん剤治療を継続することとなり、入院予約をして病院をあとにしました。

抗がん剤という選択

2020年7月29日（水）　副作用でQOLが低下

いつもの2泊3日の予定で入院している妻は、この日、抗がん剤4コース目の点滴を受けました。今後手術を予定しているため、4コース目はベバシズマブはなしでカルボプラチンとパクリタキセルの2種類の抗がん剤の投与となりました。ベバシズマブは出血や傷が治りにくくなる副作用があるため、手術の前後4週間は投与を避けなければいけないのです。

この頃には、抗がん剤による妻の激しい脱毛症状はすっかり治まっていました。というのは、もう抜ける髪すらなかったのです。夏の暑い時期で、妻は自宅では帽子も被らずありのままの姿で過ごしていました。

眉毛やまつ毛も完全に抜け落ちていました。それでも10～20本ほどは、わずかに抜けずに残っている毛髪もありました。女性の丸坊主姿は普段そう目にすることはありません。ですが、尼僧などが自分の意志できれいに刈っているのとは確実に違う印象でした。短い毛すら生えてこないので、髪の生え際がどこにあったのかさえ全く分かりません。顔と頭皮が境目なく連続してつながっている感じです。マネキン人形のようで、当初は不思議な感じがしましたが、一緒に暮らしていると全く気にならなくなるものです。妻でだんだん慣れてきたのでしょうか。自宅に宅配便の配達があると、一瞬でウィッグを装着するのも手慣れたものでした。

脱毛以外の副作用はというと、妻の場合、幸いにも抗がん剤による吐き気や食欲不振、味覚障害、口内炎は全くありませんでした。**抗がん剤のスケジュールが遅れる大きな要因となる血液毒性（白血球減少・貧血・血小板が減少すること）**も問題にはなりませんでした。

ただ、パクリタキセルの副作用による手足のしびれや関節痛、ベバシズマブの副作用による鼻血、抗がん剤全般の副作用による便秘や下痢は回を重ねるごとに強くなっていきました。これらの副作用により、かなりＱＯＬ（生活の質）が下がっていたことは否めません。鼻血は連日でしたし、抗がん剤を投与してから1週間ほどは車の乗り降りが大変なほどひどい関節痛に悩まされていました。

それでも、抗がん剤の成果があり、手術という具体的な目標がみえてきたことはとても大きく、妻は見た目の病人感とは裏腹に、精神的には安定している日が多かったように思います。体力作りと気分転換も兼ねて、この頃から週末は近くの池がある公園に出かけ、1周1・6キロほど散歩するのが習慣になっていました。

何としても手術までこぎつけなければ——。

この頃は、ただただその一心でした。

がんサバイバーからのメッセージ②

「闘病中の覚悟――秘めたフローチャート」

治療が始まって、進行がんである自分の病気のことを調べていくと、とても深刻な状況であることが分かりました。ひょっとしたら命を落とすかもしれない。そんな思いもよぎりました。

自分で能動的に調べているときはまだいいのですが、不意にテレビや新聞などで、進行がんの生存率や治療の難しさ、有名人のがんによる訃報に接したときは、深く気分が滅入りました。マイナス思考のループから抜け出せず、底なし沼でもがいていたときもあります。

医師の立場からは、どんな病気でも「必ず治る」とは言えないことは頭では理解していても、はっきりと死を否定してくれない夫の態度にも、大きなショックを受けました。

普段からうわべだけを取り繕ったり、その場しのぎの行動をとったりは決してしない夫の誠意ある対応だったのだと、いまは深く感謝していますが……。

家での夫は仕事について多くを語りませんが、ずっとそばで見てきて、割と勘が働く私には、経過の良い患者さんばかりではないことも重々分かっていました。

以前、時代劇で武士の妻が自害するときに、膝を紐できつく縛っているシーンを見たことがあります。もがいて見苦しい姿を見せないための、武家のたしなみだったそうです。そのことを思い出し、私も医師の妻なら、何があっても取り乱してはいけない、と思い直しました。患者の1人として立場をわきまえ、スタッフの方々に感謝して、きちんと治療を受けよう。

そしてもしもの場面に備えて、心の中にフローチャートを作りました。どういうときに、どう行動し、誰に何を伝え、託すのか。幸い、まだそのチャートが表立ったことはありません。

もしがんになっていなかったら、生きていることのありがたみ、毎日を穏やかに過ごせることへの感謝を感じることなく日々を送っていたかもしれません。当たり前と思っていたことが本当はどんなに愛しく、かけがえのないものなのか。闘病を通して実感したことは計り知れません。

Q6 抗がん剤はやっぱり怖い？
──A 覚悟は必要です。でも、生き延びるには毒を以て毒を制す方法を取らざるを得ない場面があります

「抗がん剤は怖い」という話を皆さん一度はどこかで聞いたことがあると思います。

その感覚は正しいです。

抗がん剤は有害物質であり、いわば体にとって毒。がんでない人に抗がん剤を投与することは絶対にしてはいけません。Q3でがんの診断には生検による病理診断が重要だとお伝えしました。それは、がん細胞の存在が証明されて、がんと診断が確定した人にのみ抗がん剤を投与するという、厳格な線引きをするためです。

では、なぜ体にとって毒である抗がん剤をがん患者さんに投与するのでしょうか。

それは、そうしないと生き延びることができないからです。

進行がんの場合、手術や放射線では太刀打ちできない場面によく遭遇します。あちこち

に転移が広がっていると、全身療法である抗がん剤治療で体の隅々まで薬を行き渡らせるしか方法がありません。強敵であるがん細胞に対抗するには、毒を以て毒を制すしかないのです。全身を薬が巡ることにより、正常な細胞もダメージを受け、副作用も多く、体に悪いのは百も承知です。

「がんになっても抗がん剤は受けない」と主張する人がいますが、それは、「もしがんになったら」という仮定の話に過ぎません。例えていうなら、平和なところにいて戦争反対と唱えるようなもの。

がんという病から突然一方的に宣戦布告を受け、否応なく戦場に引きずり出されて自分の命が狙われている、そういう場面では生き延びるために武器を手に取って戦うという選択をする人は多いのではないでしょうか。

抗がん剤は、細胞障害性抗がん剤、分子標的薬、免疫チェックポイント阻害薬、内分泌療法（ホルモン療法）といった選択肢があり、毎年新しい薬が登場しています。つらい副作用を和らげるための治療やケアである「支持療法」も進歩しつつあります。

治療成績も大きく向上しています。**抗がん剤は効かないと主張している書籍が10年以上前に発行されたものであれば、全く参考になりません。**5年前の情報であっても、もはや時代遅れです。抗がん剤を否定する意見に接したときには、いつ発信された情報なのか、まずはチェックしましょう。

抗がん剤にはさまざまな副作用があることは確かですから、大きな犠牲を払う覚悟は必要です。生き延びるために治療を受けるかどうか、最終的に決定するのは患者さん自身です。周りの声、特にがんでない人からの無責任なアドバイスに惑わされないようにしましょう。

Q7 改めて、抗がん剤治療とは?

――A 全身に薄く広く攻撃をする治療です

手術、放射線治療とともに、がんの三大治療に挙げられるのが抗がん剤治療です。かつては「化学療法」、最近では「薬物療法」と呼ばれることも多いですが、一般の方にとっては抗がん剤という呼び方が一番しっくりくると思いますので、この本では主に抗がん剤治療という言葉を使っています。

抗がん剤治療は、抗がん作用のある薬を点滴または飲み薬で投与する治療です。投与された薬は血液の流れを介して体の隅々まで行き渡るため、「全身療法」に分類されます。このことが局所療法である手術や放射線治療との大きな違いです。

体中に抗がん作用のある薬が行き渡るということは、全身の正常な細胞や臓器にも薬が届き、それらもダメージを受けることになります。だから、副作用が強いのです。がん細胞も正常な細胞も、区別なく無差別攻撃するというのが抗がん剤治療のイメージです。

がん細胞だけをピンポイントで攻撃するわけではなく、体内で薄く広く攻撃するので、攻撃力が低く効率が悪いことは否めません。ですから、がんが局所にとどまっている、つまりは遠隔転移がない早期のステージの場合、手術や放射線治療がまず優先されるべきであり、抗がん剤治療は第一選択とはなりません。

では、どういう場合に抗がん剤の出番が回ってくるのでしょう?

端的にいうと、手術や放射線治療で完治が見込めない場合です。つまり、がんが局所にとどまっておらず、リンパ節や他の臓器に遠隔転移している、いわゆる進行がんの場合に、抗がん剤治療が検討されます。

例えばステージⅣで遠隔転移がある場合、体中に抗がん作用のある薬を行き渡らせる抗がん剤治療の特性が活かせます。ただ、体内で薄く広く攻撃するイメージですから、基本的に抗がん剤治療だけで完治することはありません。

ですが、各種がん治療ガイドラインに記載されている抗がん剤は、無治療の場合と比べて、延命効果や症状緩和効果が立証されています。

もう1つの意義として、**手術や放射線治療だけでは完治させることが難しい進行がんであっても、抗がん剤治療を組み合わせることにより完治が目指せる**可能性があります。

抗がん剤でがんを小さくしておいて手術で完全切除を目指すのが、「術前化学療法（術前薬物療法）」です。また、手術で完全切除できたように思えても、体内には顕微鏡レベルで微量のがん細胞が残っている場合があり、これを攻撃しておこうというのが「術後化学療法（術後薬物療法）」です。妻も、この両方を行いました。

また、抗がん剤と放射線治療を併用する「化学放射線療法」もあります。副作用は強くなりますが、同時併用して治療することでより効果が高まります。

近年では、「集学的治療」といって、手術、放射線治療、抗がん剤治療を組み合わせることで、進行がんや再発しやすいがんでも、治療成績は大きく向上してきています。

Q8 抗がん剤にはどんな種類があるの？

――A 無差別攻撃タイプのほか、がんの司令塔をピンポイントで攻撃するタイプも増えています

「抗がん剤」と一言でいっても、実はいくつかの種類があります。大きく分けると、「細胞障害性抗がん剤」「分子標的薬」「免疫チェックポイント阻害薬」「内分泌療法（ホルモン療法）」の4つに分類されます。

細胞障害性抗がん剤は、昔ながらのイメージの抗がん剤のこと。吐き気や食欲不振といった副作用が出やすく、いわゆる抗がん剤のイメージとして想像されやすい薬です。投与2週間後くらいに「血液毒性」といって、白血球・赤血球・血小板の減少がピークとなり、脱毛や下痢・便秘も生じます。

非常にたくさんの種類の細胞障害性抗がん剤がありますが、程度の差はあれ、これらの副作用はどの薬でも出ます。

それは細胞障害性抗がん剤が最もがん細胞も正常な細胞も区別なく体中を無差別攻撃

するからです。抗がん剤治療のなかでも**一番副作用がきつい**のが、このタイプの抗がん剤です。

分子標的薬は、がん細胞に特有の分子を狙い撃ちすることで効果を示す薬です。がん細胞は正常な細胞とは違い、際限なく増殖し続ける特徴があります。増殖するために必要なシグナルを出す司令塔を狙い撃ちするのが分子標的薬です。

無差別攻撃ではなく、がんの増殖に関わる指揮系統をピンポイントで攻撃するため、正常細胞への影響は少なく、細胞障害性抗がん剤に比べて副作用が少ないという利点があります。細胞障害性抗がん剤で悩まされる吐き気や食欲不振、脱毛は軽いことが多いです。とはいっても**副作用が全くないわけではありません。**それぞれの分子標的薬に特有の副作用があるので、分子標的薬を使うときには、どういう副作用が出やすいのか、あらかじめ主治医に確認することをお勧めします。

司令塔を攻撃することでがんの増殖に関わる指揮系統が大混乱に陥るため、**速効性が高い**ことも特徴です。

全身に転移が及んでいるステージⅣの肺がん患者さんでも、適合する分子標的薬で治療を開始してみると、わずか1、2週間で劇的にがんが縮小することがよくあるのです。

ただ、速効性があり高い効果を得られることが多い分子標的薬を使っても、副作用がつらいことの多い細胞障害性抗がん剤を使っても、現状、抗がん剤治療だけでがんが完治することはありません。

白血病や悪性リンパ腫といった血液のがんを除いて、固形がん（臓器や組織などで塊を作るがんの総称）では、抗がん剤だけでは一時的にどんなにがんが小さくなっても、いつかは必ず再発します。そのため、手術や放射線治療と比べると、抗がん剤治療は劣るといわざるを得ません。

Q9　免疫チェックポイント阻害薬は他の抗がん剤とどう違うの？

――Ａ　がんが完治する可能性を秘めた抗がん剤です

抗がん剤治療だけでは完治は目指せないと書きましたが、抗がん剤のなかでも免疫チェックポイント阻害薬だけは、少し事情が異なります。

免疫チェックポイント阻害薬は、肺がんや頭頸部がん、胃がん、肝臓がん、腎尿路系のがんなどで効果が立証されている免疫療法です。

妻がかかった卵巣がんでは、まだ免疫チェックポイント阻害薬は臨床試験中の段階で、保険適用になっていませんが、肺がんでは何年も前から保険適用になっていて、私も数多くの肺がん患者さんに投与してきました。

私たちの体にはもともとTリンパ球という細胞が存在し、細菌やウイルスなどの異物を認識すると排除して体を守る働きをしてくれています。この作用が免疫です。

がんが体内に発生すると、がん細胞も異物と認識され、Tリンパ球ががん細胞を排除しようとします。ところが、通常のTリンパ球はがん細胞への攻撃力にブレーキをかけていて、がん細胞の増殖力のほうが勝ってしまうのです。

免疫チェックポイント阻害薬は、このTリンパ球にかかっているブレーキを外すことで、がん細胞への攻撃力を高め、攻撃し続けることにより治療効果を発揮するという薬です。精鋭と化したTリンパ球とがん細胞の全面戦争に突入するわけです。

がん細胞というのは本当に厄介で、細胞障害性抗がん剤により正常細胞もろとも無差別攻撃を仕掛けたり、分子標的薬によりがんの増殖に関わる指揮系統をピンポイントで攻撃したりして、一旦がん細胞が減っても、いつの間にか薬に対する耐性を獲得して無力化し、最終的にはまた数が増えてきます。そのため、これらの抗がん剤だけではがんの制圧はできないのです。

それに対して、免疫チェックポイント阻害薬では、体内にもともと存在するTリンパ球の精鋭化した部隊とがん細胞軍の全面戦争の結果、がん細胞軍が全滅するという事態がしばしば起こります。つまり、体からがんが消滅し、「完全寛解＝がんが完治した」と考えられる状態が続いている患者さんがいます。実際に私が担当した患者さんのなかにも何人もいるのです。

これはとても画期的なことです。従来どんな抗がん剤を用いても薬物療法のみではがんの完治は不可能と思われていましたが、**免疫チェックポイント阻害薬は、薬だけでがんが完治する可能性がある**のです。

ただ、このような恩恵にあずかれる患者さんがいる一方で、免疫チェックポイント阻害薬が全く効かず、あっという間にがんが進行していく患者さんもいます。毎年さまざまな抗がん作用のある薬が新たに上市されていますから、抗がん剤治療のさらなる発展に期待したいと思います。

Q10 病院の待ち時間はどうして長いのか？

――A　1人の患者さんを診察するには、舞台裏にさまざまな思考・作業の時間があります

たくさんの診療科が揃っている総合病院は、近隣の医療機関からの紹介が多く、患者さんの絶対数が多いことが待ち時間が長くなる原因の1つです。特に私が勤務している病院のようながん診療連携拠点病院（がん拠点病院と呼ばれることも）には、多数のがん患者さんが集中します。予約枠を超えて診察予約が入っていることも多く、また病状の重たい患者さんも多いため、どうしても診察に時間がかかります。さらに、自分が担当している患者さんが体調不良のときなど、予約外であっても対応しなければいけませんから、このことも診察時間が遅れる要因となっています。

私自身の外来診療も時間どおりに進むことはほとんどなく、だいたい1時間から1時間半くらいの遅れは常態化しているのが実情です。

一方で、いざ自分の順番が回ってきたら、診察室での滞在時間は数分だと不満を持つ方

もいると思います。

以前に病院の中は患者さんにとっていわば舞台の上と書きました。診察室で患者さんと向き合う時間は医師にとっても舞台上のひとときです。

舞台裏のことをお話しすると、診察室で患者さんと向き合う時間はその患者さんの持ち時間の一部です。予約再診の患者さんの場合、たいてい血液・尿検査や画像検査などを済ませてから診察のことが多く、患者さんを診察室に呼ぶ前にまず検査結果に対する考察・解釈を行い、カルテに記載します。その後、患者さんと対面し、診察結果に応じて次回の診察予約、検査予約、処方箋の発行などを行い、当日の診療内容のカルテ記載が済めば、ようやく1人の患者さんの診察が終了となります。ここまで一連の流れすべてを含めて1人の患者さんの持ち時間なのです。

予約再診患者さんの場合、主治医は診察日までに病状についてカルテを見直して、想定される病状の変化について対応策を練っておくのも普通です。いうなれば、将棋や囲碁のプロ棋士が長考の末に一手を指すようなもの。一手を指す動作は一瞬でも、その背景には熟慮が存在します。

この**思考時間と事務的な電子カルテ入力作業時間を含めての診察時間**だと理解していた

だけるとありがたいのです。前の患者さんが診察室から出てきても、なかなか次の患者さんが呼ばれなかったりするのは、そのためです。

診察室という短い舞台上での時間を有意義にするために、患者さん側も入念な準備をしていただけるとさらにありがたいです。

ノープランで診察室に入るのはよくありません。**あらかじめ質問したいことを2、3点**にまとめて、話す内容をシミュレーションしておくことをお勧めします。たくさん質問したい内容が出てくることもあるでしょう。でも、一回の診察で5個も10個も質問するのは多すぎます。できる限りコンパクトに要点をまとめておいてもらえると助かります。

聞きたいことを忘れてしまいそうな場合には、箇条書きにメモして診察室に持参することも非常に有効です。また、今後の病状の変化などを伝えられた場合に備えて、自分なりの対応策（検査・治療のために仕事は休めるのか、いつからなら入院できるのか、絶対に通院できない日はあるのかなど）を考えておくことも非常に役立ちます。

舞台の主役はあくまで患者さん本人です。医師任せにせず、患者さんやそれを支える家族としての病気に対する考え、つまり今後どうしていきたいのかというビジョンをしっかり持っておくことが、闘病生活を少しでもよい方向に導く重要な要素だと思います。

第3章

運命を分ける戦い——手術

いよいよ手術へ

2020年8月12日（水）　手術の予定が決まった

抗がん剤4コース目day15、4コース目の抗がん剤治療を受けてから15日目です。骨盤部造影MRI検査のあと、婦人科外来を受診しました。手術に向けて、8月6日には近くの病院でPET検査も受けていました。

PETとMRIという2種類の画像検査の結果、直径16～17センチあった下腹部の巨大卵巣がんは、抗がん剤治療により8・5センチ大にまで縮小し、子宮周囲にとどまるようになっていました。最大5～6センチあった横隔膜の腹膜播種をはじめ、お腹の中に散らばっていた多数の腹膜播種も画像上は消失していました。

がんの体積としては8～9割の縮小です。

腫瘍マーカーも、「CA125」は10・3U／ml、「CA19-9」は25・0U／mlと、両方とも基準値内にまで低下していました。

抗がん剤の効果は「部分寛解」と判定されました。

完全に治ったわけではないものの、がんの兆候がすべてなくなることが「寛解」。部分寛解は、まだ異常は残っているものの状態が改善したことを示します。

抗がん剤は確実に効果があったのです。その結果、予定どおり手術に向けて動いていくこととなりました。

妻は、相変わらず吐き気や食欲不振といった抗がん剤の副作用はなく、食事は普通にとれていて、この日の血液検査でもアルブミン値は4・2g／dlと栄養状態良好でした。**アルブミンは主に肝臓で作られるたんぱく質で、栄養状態の指標として用いられています。**

肝心の血液毒性はというと、白血球2400、好中球1040、ヘモグロビン11・7、血小板17・3万で、白血球と好中球はやや少なめでしたが、問題となるほどではありませんでした。

血液細胞は骨髄で作られ、骨髄の細胞がダメージを受けると、血液細胞が減少します。妻の骨髄は抗がん剤の無差別攻撃に対して非常に頑丈でした。

ただ、抗がん剤投与を繰り返すことで、パクリタキセルの副作用である手足のしびれや関節痛は明らかに悪化していました。抗がん剤を投与してから10日ほどは特に痛みが強く、階段の昇り降りや車の乗り降りも大変なほど。足裏を中心にジンジンしびれて、歩いても地面を踏みしめる感覚がよく分からないようでした。

手指のしびれも深刻で、指が思うように動かせず、ペットボトルの蓋が開けられなくなったり、買い物に行っても財布から小銭がうまく取り出せなくなったりと日常生活に支障をきたすようになっていました。

私も肺がんの患者さんに数多くパクリタキセルを投与してきましたので、手足のしびれや関節痛・筋肉痛が高頻度にみられることは知っていて、妻と同じような訴えをよく聞いていました。

この副作用は特効薬に乏しく難渋することが多いのです。 主治医の先生はビタミンB12製剤と牛車腎気丸《ごしゃじんきがん》という漢方薬を処方してくださいましたが、なかなか改善しませんでした。

抗がん剤治療中はこれらの副作用とうまく付き合っていくしかありません。１００円均一ショップでペットボトルや瓶の蓋を力がなくても開けられる道具を買ってきたり、スーパーでの買い物は電子マネーでの支払いに切り替えたり、なんとか生活を工夫していました。

この日の外来診察の結果、手術は8月25日の予定と、いよいよ手術日も決まりました。CTやMRIでは卵巣のがんは直腸（肛門近くの大腸の一部）、膀胱と密接しています。ただ、これらの臓器にがんが浸潤しているのか、ただ隣り合っているだけなのかは画像検査では判断が困難でした。

卵巣がんが直腸に浸潤していることは多く、卵巣がんの手術では腸の切除が必要になることも多いのです。がんが及んでいる腸を切除し、うまく腸の切れ端同士を縫い合わせることができればよいのですが、直腸は骨盤の奥深くに存在し、**縫い合わせる手技が難しければ一旦人工肛門となります。**

人工肛門とは、腸を切断したために肛門から排便できなくなった場合に、腹壁（お腹の皮膚）に穴を開けて残った腸とつなぎ合わせ、便の出口を作ることです。人工肛門を作ると、腹壁から排便することになるので、採便袋と呼ばれる袋を常時お腹に着けて生活することになります。

手術の際に腸切除が必要になる可能性があるため、後日外科を受診することになり、主治医の先生が院内紹介状を作成してくださいました。その紹介状を受け取り、手術前日の入院予約の手続きを行い、長い一日が終わりました。

2020年8月19日（水）　人工肛門になるかもしれない

妻は外科外来を受診しました。手術の際に腸を切除することになったとき、外科の先生に手術応援をしていただくためです。

この日の外来では、手術で開腹してみた結果によっては腸の切除や人工肛門の造設が必要になることについて、詳しい説明があるはずです。抗がん剤がよく効いているとはいえ、まだ卵巣のがんは大きく、隣接している直腸にはがんが及んでいる可能性が高いと予想され、おそらく腸切除は必要だろうと私は覚悟していました。

ただ、がんを切除し命を守るための手術とはいえ、人工肛門となった場合のことを考えるといたたまれない気持ちになりました。

妻が大きなショックを受けてしまわないようにしないと……。そう考えた私は、この日の外来までに、おそらく腸の切除は必要なこと、人工肛門を作らなければならないかもしれないことを折に触れて何度か丁寧に伝えました。

妻はというと、手術に対して前向きで、不安を口にすることはありませんでした。淡々と日常生活を送っているように見えました。

手術の日が近づいても、週末には体力維持のためのウォーキングも続けていました。夏でしたから、外に出れば蚊に刺されることもあります。私のほうがよく刺されましたが、ときには妻が刺されることもありました。「いま刺した蚊は致死量の抗がん剤を吸ってしまったんじゃないか」といったブラックジョーク的な会話もこの頃にはできるようになっていました。

がん戦争の真っ只中で、非常事態が常態化していましたが、1、2カ月前の全く笑えない、ふざけることのできない日々と比べれば、随分と精神的には持ち直していたのだと思います。バラエティー番組を見て笑えるようにもなっていました。

両親にどう伝えるか

この頃、同居家族内では一丸となってがん治療を頑張っていこうという雰囲気になっていたと思います。ただ、妻の両親も含め、離れて暮らす親族には卵巣がんであることをまだ伝えていませんでした。がんであることを周囲にいつ知らせようかということは、夫妻間でずっと懸念事項でした。

折しもコロナ禍で、妻が発病してから親族に会う機会はなく、妻は両親と電話で話すときにも病気のことには一切触れずにいました。

いままでの抗がん剤治療のための入院は2泊3日の短期入院でしたが、今度の手術のための入院は2週間程度を予定しています。手術の内容や術後の経過によっては、さらに入院が延びる可能性もありました。夫妻で話し合った結果、今回の入院前にまず妻の両親には知らせようということになりました。

電話口では元気に話をしている娘が3カ月前から進行した卵巣がんで抗がん剤治療を受けていると知ったら、どんな反応が返ってくるのか……。

会えば副作用で見た目は激変しているのですが、幸か不幸かコロナ禍でその機会はありませんでした。がんで闘病中であること、手術することを伝えても、入院中はコロナ禍のため面会禁止になっていて会えません。会えないまま高齢の両親が心配だけ募らせて、心理的ストレスから体調を崩してしまわないか、というのが私たちの懸念でした。

もう1つあった懸念は、自分のペースで気持ちを整え、手術に臨みたいという妻の意向に関することです。

妻のがんが分かってから、「がん患者VSがんでない人」の対立構造により、夫である私も一時期は敵視されて関係が崩壊しかけたのです。もしも、進行がんであることを妻の両親に告げた際、パニックになった両親から「手術は怖いから、もうちょっと考えたほうがよい」など、ブレーキがかかる意見が出たら……。自分のことに精いっぱいで、自分以外の人の心理的ケアをしている余裕はないというのが妻の意見で、私もそれに賛同しました。

がん治療において、意外にも障壁になり得るのが親族や友人の存在なのです。

皆、良かれと思って、いろいろな情報を教えてくれるのですが、なかには「手術より放射線治療のほうが絶対にいい」「抗がん剤は体に悪いからやめたほうがいい」「自分のがんはこうして治ったからあなたもこうしなきゃダメ」「丸山ワクチンを試してみたら」などなど、困ってしまうものもあります。効果の立証されていない民間療法の類に至るまで、玉石混交の情報がもたらされるのです。

私も幾多の肺がん患者さんを診療してきましたが、専門家の立場からは必ずしもベストな選択肢とはいえないようないろいろな人の意見に惑わされている、あるいは静かに闘病したいのにその対応に苦慮している患者さんは多いです。

せっかく夫妻というユニットで治療方針は確定したのだから、自分たちで決めた路線に何人たりとも横槍を入れられたくないというのが妻の意志でした。

2020年8月23日（日）　妻の両親に電話をかけた

逡巡している間に、ついに入院前の最後の週末を迎えました。いよいよ今日電話しないとタイミングを逸してしまうということで、翌日に入院を控えたこの日の夜、妻の両親に電話をかけました。

最初に妻が話していつもの近況報告をしたあとで、重大な話があるということで、病気に関する説明は私からという段取りでした。妻から電話を替わり、まずお義父さんに娘さんが3カ月前に卵巣がんと診断されたこと、私が勤務している病院で治療していて抗がん剤がよく効いて手術を受けることになったこと、明日入院して明後日手術予定であることをお話ししました。

次いでお義母さんに替わってもらい、同じ内容を繰り返しました。

パニックに陥ったり取り乱したりすることはなく、事前に心配していたことは杞憂でした。もしかしたら茫然自失という状態だったのかもしれませんが、電話でしたのでその表情までは分かりません。

ひととおり話し終わったあと、いまも妻は元気にしていること、手術が終われば必ず電話で連絡することを約束して私の役目を終えました。実の娘から直接ではなく、義理の息子から話したのも、ワンクッション置く形になって冷静に話を聞いてもらえたのかもしれません。とにかく手術前の大きな懸案事項が解消したことにほっとしました。

運命の手術は、予想を上回る結果に

2020年8月24日（月）　明日いよいよ手術へ

午前に、妻は入院。今回は入院期間が長いので荷物も多く、私も午前中は仕事を休んで同行することにしました。

入院時の採血では白血球5700、好中球4320、ヘモグロビン11・5と抗がん剤による血液毒性からの回復も問題ありませんでした。午後からは自分の職場に戻っていると、夕方になって院内PHSに連絡があり、妻と一緒に主治医の先生から術前の説明を受けました。

卵巣がんの基本的な手術では、両側の卵巣と卵管、子宮、大網（大腸と小腸を覆っている脂肪組織）を切除します。これに加えて、**腹膜播種や腸への浸潤などがあれば、切除可能な病変はできる限り取り除きます。**

妻の場合、最初の診断時点で腹膜播種が存在していたので、卵巣に近い骨盤部の腹膜はできる限り切除し、もしも腸への浸潤があれば、腸も切除するということでした。
また、以前に横隔膜の腹膜播種は切除が難しいと伺っていましたが、残っている病変があれば切除を試み、もしも、がんの周辺臓器への浸潤のため癒着が強く切除が困難な場合には、不完全手術ですべてのがんを取りきれないまま撤退することもあり得ると伺いました。
さらに大量出血のため輸血するかもしれないこと。その他予期せぬ合併症が起こる可能性もあること、手術時間は4時間の予定だけれども腸切除などを行った場合にはもっと手術時間が長くなることも説明を受けました。

抗がん剤に関しては私も使い慣れているので、妻にアドバイスをできますが、手術となると内科医の私は全くの門外漢です。医師免許を持っているからといって何か特別なことができるわけではありません。とにかく先生に「お任せします」と頭を下げるほかありませんでした。

手術以外のことでは、今回の入院中に術後2週間くらいを目途に抗がん剤投与を行ってから退院としたいという説明もありました。

仮に**手術で病巣がすべて取り切れたと思っても、卵巣がんは高い確率で再発します。**つまり、目に見えないがん細胞が残っていたということです。その目に見えないがん細胞の残存を叩くために、手術後も抗がん剤治療をすることは知っていましたが、説明を聞いたときには頭がくらっとしました。

術後2週間で抗がん剤に耐えられるかな……。

思いがけない提案に、不安になりました。ここまでがむしゃらに目の前の治療を続け、まずは手術までたどり着くことを目標としてきました。でも、ようやく手術が実現したと思ったら、もうすぐに次の戦いが始まるのです。

術後化学療法はどれくらい予定するのだろう……。術前化学療法が4コースだったから、術後化学療法も最大で4コースくらいだろうか。そう予想しながら質問をすると、「あと6コース予定したい」と、先生。

思わず妻と顔を見合わせてしまいました。

まだ半分も終わっていないじゃないか。

想像の上をいく答えで、手術前に聞くんじゃなかったと若干後悔しました。

エキスパートの先生のお話を伺い、改めて卵巣がんの怖さを思い知りました。

2020年8月25日（火）「コンプリート・サージェリー」だった！

いよいよ手術当日。手術は午後1時からの予定です。

朝早く、担当している呼吸器内科入院患者さんの回診を終え、妻の病室を訪ねようとエレベーターに乗ると、偶然主治医の先生と乗り合わせました。

「今日はよろしくお願いいたします」

頭を下げてふと見ると、普段は物腰の柔らかな穏やかな先生から、いつもと違うオーラが感じられました。

病室をノックすると、妻はいつもと変わりない様子で、夜も眠れたようです。肝が据わっているのでしょうか。

天気も快晴で、病室の窓には太陽が燦々と輝いていました。

何だか今日はうまくいきそうだな。そんな予感がしました。

この日の午前中、私の担当は睡眠時無呼吸症候群の外来診療でした。がん患者さんの診察日でなかったのは、私にとって救いでした。

午後12時40分。妻は手術室へ。

がんの手術は、病巣をすべて取り切れると事前の検査で判断された場合に実施されます。

妻は腹膜播種を伴う進行した卵巣がんでした。この播種という、がんの進展形態は非常に厄介です。

なぜなら、胸腔や腹腔といった体の中の空間にがん細胞がこぼれ、一個一個のサイズは小さいものの、無数に広がっていることが多いからです。

肺がんや胃がん、大腸がんなど多くのがんで、胸膜播種や腹膜播種があればステージⅣと判定され、完全にがんを取り切ることができないので手術の適応外と判断されるのが一般的です。

手術を試みて胸やお腹の中を覗いてみて初めて、胸膜播種や腹膜播種が判明することもあります。この場合は切除不可能（インオペと呼ばれます）と判断され、そのまま傷を閉じて手術を終了します。

ただ卵巣がんは例外で、腹膜播種は進行がんではありますが、ステージⅢに分類されます。それは、卵巣がんでは腹膜播種があっても手術を行うからです。

卵巣がん、特に私の妻と同じ高異型度漿液性がんというタイプでは、抗がん剤がよく効くため、手術で可能な限り病巣を切除し、残った微小ながんは抗がん剤で叩く術後化学療法という治療方針が選択できます。

ただし、手術の完遂度は最も重要な予後規定因子です。つまり、**手術でどこまでがんを取り切れるかが、がんに対する治療効果、さらには余命を左右します。**

卵巣がんでは、手術によって最大残存腫瘍径が1センチ未満にできた場合を「オプティマル・サージェリー」、1センチ以上の腫瘍が残った場合を「サブオプティマル・サージェリー」と呼び、オプティマル・サージェリーが達成できれば予後が改善します。

さらに「コンプリート・サージェリー」といって、手術によって肉眼的に残っている腫瘍がない状態にできたなら、1センチ未満にできた場合のオプティマル・サージェリーよりさらに予後が良いことが証明されています。

果たして妻の手術はうまくいくのだろうか……。

手術室の中には入れないので、途中経過は全く分かりません。これればかりは執刀医である主治医の先生はじめ婦人科・麻酔科の先生方や手術室のスタッフを信じて待つしかありません。

妻の手術を待つ間、私は病棟の仕事などをしていたはずです。「はず」とあいまいなのは、断片的にしか記憶が残っていないからです。

午後4時半過ぎ、院内PHSが鳴りました。主治医の先生からの電話です。手術が終わったので手術室の家族控え室に来てほしい、とのこと。

「早いな」と思いました。

無事に終わったのだろうか……。

卵巣がんは隣接する腸には浸潤している可能性が高いだろうと思っていたので、腸切除は覚悟していました。伺っていた手術予定時間は4時間です。1時に始まったのでほぼ予定どおりでしたが、がんと腸の癒着が強くて不完全切除に終わったのだろうか……という不安も拭えませんでした。

何年も勤務している病院ですが、手術室のある階には一度も足を踏み入れたことはありませんでした。初めて手術室のある階に向かい、家族控え室で待機します。

15~20分ほど経った頃でしょうか、呼び出され、手術室の入り口のドアが開きました。主治医の先生や看護師さんたちとともにベッドに横たわって酸素吸入をしている妻が出てきました。

異世界からの扉が開いたような不思議な感じで、現実味がなく、まるでSF映画のワンシーンのようでした。

「おつかれさま。元気か?」

声をかけると、妻は大丈夫だというように頷きます。

術後すぐシバリングといって一過性の体や唇の震えがあったようで、蒼白い顔色でしたが、まだ麻酔が効いていて、痛みはなさそうでした。妻はそのまま病室へ帰り、私は別室で主治医の先生から説明を受けました。

摘出したがん病巣を見せていただくと、左右の卵巣はそれぞれ5~6センチに凸凹に腫れていて、見るからにがんそのものです。その他の切除した大網や骨盤の腹膜にも一部小さな白い斑点があり、腹膜播種を思わせました。

先生のお話では、お腹の中はがんによる癒着はほとんどなかったとのこと。正常な臓器からがんをはがす作業もスムーズで、腸の切除は不要だったそうです。

また、横隔膜の腹膜播種は抗がん剤で消えていて肉眼的には異常がなかったとも伺いました。卵巣の原発巣など大きながん病巣はすべて取り切れ、切除した腹膜以外にも直腸の外側に数ミリの微小腹膜播種があったところはできる限り電気メスで焼灼《しょうしゃく》したということでした。

とにかく、がんと思われる病変は手術中にすべて取り切れたのです。

コンプリート・サージェリーという評価でした。

予想を上回る結果で、天にも昇る気持ちで胸の高鳴りが抑えられませんでした。

腸を切除せずに済んだということは、術後の絶食期間が不要ということ。手術翌日から食事ができます。

また、手術時間が短かったということは、術後の回復を早める要因となります。手術後に予定している抗がん剤治療も、計画どおりにできる可能性が高まるのです。

気分の高揚が冷めやらぬうちに、妻の両親に電話をかけ、手術が無事に終わり、肉眼的にはがんはすべて切除できたと考えられること、まだ電話で話せるほど麻酔から覚めてはいないが、妻の意識ははっきりしていることを報告しました。つい先日、がんであることをお知らせしたばかりで、心配していただろう義父母は、大いに安堵されたようでした。

それは私も同じでした。

とにかく良かった。大きな大きな山を越えた、とほっとしました。

スコアボードは8回裏10対7くらいまで追い上げた印象です。まだまだ予断は許さないとはいえ、完治する可能性も何とか残せていると信じました。

がんサバイバーからのメッセージ③「手術後のこと――青い時間」

無事に手術が終わって本当に良かった。

深い安堵と喜びに浸っていたのもつかの間、すぐに傷の痛みとの格闘が始まりました。手術当日の夜は、ほぼ一睡もできず、そんな私に、看護師さんが一晩中、細やかに気を配ってくださいました。眠れないほどの痛みは一晩で治まりましたが、その後も腹部の痛みは続きました。

生々しいお話ですが、傷はおへその下に長さ15センチほど。腹筋を深く縦断しています。この筋肉がどんなに大切か、これほど実感したことはありません。

笑うのも、うがいのために上を向くのも、鼻をかむのも、その都度、ウウッとうめいていました。自力でベッドから起き上がることもできず、ベッドの電動システムを使い、辛うじて姿勢を起こしていました。

手術後、速やかなリハビリが大切と言われていたので、何度もチャレンジするのですが、なかなか痛みは去ってくれません。

病室の窓からは、空、海、淡路島が見え、時の移ろいで変化する景色の美しさに心癒されていました。あるとき、いつもなら目覚めない時間にパチッと目が開き、横になったまま窓を眺めると、空は群青色。そしてほんのひと呼吸置いたあと、少しずつ空の色が明るくなってきたのです。

「あ、この色！」

思わず起き上がっていました。昨日までどんなに頑張っても痛くて無理だったのに。

私の好きな映画のひとつに、エリック・ロメール監督の『レネットとミラベル　四つの冒険』があります。都会育ちのミラベルと田舎育ちのレネットが繰り広げる4つのエピソードの1話目「青い時間」が特に好きです。

レネットはミラベルに言います。夜と朝の間に、ほんの少しだけどちらでもない時間がある。夜の鳥は眠りに入り、昼間の鳥は目覚めていない。その時間は何の音も動きもない。どこまでも深い静寂があるだけだ。その時間を一緒に見よう、と。

二人が見た「どちらでもない時間」の空の色。その直後に光を帯びていく空と鳥のさえずり。それと同じ光景が、病室の窓の外に広がっていました。その静謐《せいひつ》な美しさに、私は痛みも忘れて起き上がり、ただただ見入っていたのです。

Q11 がんのことを誰まで伝えるか？

——A 周りへの配慮よりも、ご自身の安心を最優先してください

がんと診断されれば大変なストレスに晒されますが、私たち夫婦もそうだったように、「がんのことを誰に伝えるか」も大きなストレスになり得る問題です。

早期の胃がんや大腸がんで内視鏡での切除で治療が済んでしまうような場合には、誰にも知らせず治療してしまうことも可能です。ですが、早期がんでも、全身麻酔での手術が要る場合には、同居家族に知らせないことは難しいでしょう。

一方、進行がんであれば、がん治療は抗がん剤など長期間に及びます。その間、体調が優れないこともあるでしょうから、少なくとも同居家族には知らせておいたほうがよいと思います。

では、別に暮らす親、子ども、きょうだいはどうでしょうか。

個々のご家庭で距離感は違うので、一概にはいえませんが、通院・入退院の付き添いや

精神的なサポートが得られそうであれば、知らせたほうがよいでしょう。もし、がんと診断されたご本人以上にご家族がパニックになってしまいそうであれば、知らせるタイミングはよく考えたほうがよいです。

特に進行がんと診断されて、これから生きるか死ぬかの過酷な治療を選択しなければならないような状況では、まず最優先すべきはご自身のこと。家族であっても、周りへの配慮は後回しにすべきと考えます。

一緒に暮らしていない家族からは、普段顔を合わせることがない分、不安が先行して、実際の体調や病状とかけ離れたアドバイスが出ることがあります。効果の定かではない民間療法や非現実的な医療を提案され、患者さんがすっかり混乱してしまうような場面もよく経験します。**がん治療の妨げになってしまうアドバイスをかけられそうな場合には、家族であっても、治療が一段落してから病気のことを知らせる**のも1つの方法です。

それは友人や親戚、職場の同僚に対しても同じ。ご本人との関係性が薄まるほど、場当たり的なアドバイスになりがちです。

いずれにしても、がん治療ではご自身を最優先してください。非常事態ですから、ご自身の闘病生活にプラスになると思われる人間関係だけを大事にしましょう。

Q12 どうして手術が治療の第一選択肢なの？

――A 最も〝確実な〟治療法だからです

がんの三大治療とは、手術、放射線治療、抗がん剤治療の3つを指します。この3つの治療法は、臨床試験で有効性が確認されている、つまり実際にがん患者さんに効果があると立証された治療法です。「標準治療」とも呼ばれ、すべて公的医療保険の適用を受けることのできる治療です。

固形がんでは、がんの塊を切除できるなら、手術で取り切るのが最良の策です。

大腸がんや胃がん、肺がんなど各臓器のがんに対応した治療ガイドラインが作成され、多くはウェブ上で無料公開されています。早期に近いステージⅠ・Ⅱではほとんどのがんで手術が第一に推奨されます。がんの種類によっては、ステージⅢでも切除可能なら手術が推奨されます。

がんのできている部位とその周辺に対して行われる治療のことを「局所療法」といい、

そのなかでも最も確実な治療法が手術です。

手術の利点は、切除した病巣が**本当にがんであるのか確かめられる**ことと、切除断端（がんの周辺に当たる部位）にがんが存在しなければ**完全に切除できていると判断できる**こと。すなわち病理診断が可能なことです。これは、放射線治療や抗がん剤治療にはない利点です。

さらに、治療が1日で終わることも手術ならではの特徴です。手術後に入院が続くのは、術後の合併症への対応や体力回復、リハビリのためであって、がん治療自体は手術室で終了しています。**がんが体内に存在したままだと、転移が広がる可能性がある**ため、治療が1日で終わるのは非常に魅力的です。

最近では、早期の胃がんや大腸がんであれば、内視鏡（胃カメラや大腸カメラ）で切除することもできます。一般的にがんの手術は全身麻酔を必要とすることが多いですが、近年は胸腔鏡や腹腔鏡を使った手術やロボット手術が主流のがんも多く、昔に比べて低侵襲（傷が小さく、出血が少なく、術後の回復も早い）になっています。

とはいっても体に負担がかかることは確かなので、手術で大事なことは、**がんを完全に取り切れると判断した場合に実行に踏み切る**ということです。

Q13 がんの手術の成功とは？

――A がん細胞を取り残しなく完全切除することです

がんが完全に取り切れるステージであれば、手術が最も確実な治療法です。

では、がんの手術の成功とは、どういう状況を意味するのでしょうか。

手術では完全にがんを取り切るために、がんの周りの正常臓器と思われる部分も含めて切除します。そして、切除したがん組織を病理検査に提出して、病理医が顕微鏡でくまなく調べます。

その結果、もし切除したがん組織の切れ端の部分までがん細胞が存在していれば、「切除断端陽性」と判定され、取り残しがあると考えられます。取り残したがんに対して、追加で放射線や抗がん剤治療を検討することになります。

一方、切れ端の部分にがん細胞が見つからず「切除断端陰性」と判定されれば、ひとまずがんは完全切除できたと考えられ、ひと安心です。ただ、「完全切除＝完治」ではありません。がん細胞はしつこく、わずかな残党が体内に潜んでいる可能性があり、完治したかどうかは、時が経たないと誰にも分かりません。

多くのがんは治療後5年間無再発なら、完治している可能性が高まります。乳がんや甲状腺がんでは術後10年、20年経っても再発してくることがあり、どこまで経過観察しても絶対に大丈夫とはなかなかいえません。それでも、1つの目安として、術後5年間再発がなければ手術は成功したといえるでしょう。

手術を受けるからには完治、そのための第一歩として完全切除を目指さなければなりません。逆にいうと、事前の画像検査で完全切除が難しいと判断された場合には、手術で体力を消耗するのではなく、抗がん剤や放射線での治療を考えたほうがよいということです。

手術を受けて無事退院することが、手術の成功ではありません。大きな合併症なく退院することは、手術を受けるうえでの最低条件。完治のゴールまで続く長い道のりのスタートラインに立ったに過ぎません。ですから、無事退院できる見込みが高くなさそうだと予想されるほど、併存する病気が重度だったり、体の衰弱がひどかったりする場合には、手術はお勧めできません。

手術が治療の選択肢に挙がったなら、**完全切除できる見込みはどれくらいか、合併症のリスクはどの程度か、主治医に確認する**ことをお勧めします。

Q14 放射線治療はどんなときに行うの？

──A がんは局所にあるけれど手術は難しいときの次善の策です

手術の次善の策が、放射線治療です。

放射線治療も手術と同じく局所療法ですが、手術との違いは、切らずに治療ができること。切除しないため臓器の機能や形態を温存でき、全身麻酔も必要なく、肉体的な負担が少ない、身体にやさしい治療とされています。

手術での切除が難しい上咽頭《いんとう》がんや、手術をすると発声が失われる可能性がある喉頭《こうとう》がんなど頭頸部のがんでは、早期の場合、放射線治療が第一選択となります。

ただ、がんの原発部位や組織型によって、**放射線治療がよく効くがんとあまり効果のないがんがあります。**例えば、「扁平上皮がん」という組織型では放射線治療が効きやすく、扁平上皮がんである割合が多い頭頸部がんや食道がん、子宮頸がんなどでは放射線治療が広く行われています。

一方、「腺がん」という組織型では放射線治療が効きにくいケースが多いといわれますが、乳がんや前立腺がんなど、腺がんのことが多いがんでも原発臓器によっては放射線治療がよく効くものもあります。

ところで、放射線治療は身体にやさしいと書きましたが、副作用や合併症がないわけではありません。放射線治療は手術よりもはるかに安全と主張する人もいますが、そうとはいえないのです。

放射線は目に見えません。そのため、手術に比べてイメージしにくいでしょう。放射〝線〟ですから、細長い針をがんに向かって体の外から無数に刺すことを想像してみてください。体の奥にあるがんに針を刺そうとすると、そこに到達するまでに皮膚から始まり、いろいろな臓器を貫通することになります。しかもその針は体を完全に貫通します。例えば、肺がんに放射線を当てると、「胸側の皮膚→胸壁→胸側の肺→がん病巣→背中側の肺→背中の筋肉・皮膚」と放射線が貫通するわけです。

これで副作用や合併症が出ないと考えられるでしょうか。先ほどの例では〝針＝放射線〟が刺さった皮膚や筋肉、肺にダメージが出ることが予想されますよね。

がんの周辺の臓器に放射線が当たってしまうことはどうしても避けられず、がんの存在する場所（＝放射線照射を行う部位）によって、放射線肺炎や放射線腸炎、放射線皮膚炎、脱毛などの副作用が生じることがあります。

ただし、その**副作用を軽減する工夫も進んでいます。**針といえば直線のイメージですよね。昔の放射線はそのとおり一直線にしか照射できませんでした。ところが近年は「強度変調放射線治療」といって、針をカーブさせて、放射線を当てたくない臓器を避けて、できる限りがんだけを狙う技術が開発されています。

放射線治療は、手術のように一日で劇的に効くわけではありません。**治療効果は数週間から数カ月かけて徐々にみられ、**効果判定は、ＣＴやＰＥＴなど画像検査で行います。どこのがんであっても完全に手術で取り切れるのであれば、短期決戦で病理診断によって明確に決着がつく手術のほうが、放射線治療よりも確実です。

その手術が難しいときの次善の策として挙げられるのが放射線治療で、事前にがんの原発部位・組織型、ステージといった情報を総合的に判断し、期待できる効果と副作用の可能性を天秤にかけて治療に踏み切るかどうかを決定します。

第4章

延長戦へ——術後化学療法・維持療法

目に見えないがんを叩く

手術をした日の夜、妻は38・6℃まで発熱し、腹痛であまり眠れなかったようでした。翌日には腹痛は少し改善しましたが、痛み止めのための硬膜外麻酔の副作用で吐き気が強く、水分もほとんどとれない状態でした。

看護師さんの見守りのもとベッド脇で立ってみたときも、ふらつきと気分の悪さでそれ以上動けず、硬膜外麻酔は夕方には中止となりました。

手術の翌々日には吐き気は軽くなり、お粥やカステラなどを少し食べられるように。午後には歩行練習を行い、術後初めて、少しですが廊下を歩くことができました。その後も1週間ほどは、お腹の傷の痛みのためにベッドから起き上がる動作は大変そうでしたが、立ち上がってしまえば歩行はスムーズで、体力維持のために病棟の廊下を何往復も歩いていました。徐々に食事量も回復し、売店で好きなものを買ってきたりもして、小さな楽しみを見つけていたようです。

手術直後は本当に術後2週間で抗がん剤治療を再開できるのだろうかと心配しましたが、日に日に妻の体調は回復していき、予定どおり術後化学療法に入れそうでした。腸を切除せずに手術が済んだことが大きかったと思います。

手術前後に抗がん剤治療を行う「術前化学療法→手術→術後化学療法」という治療方針では、**抗がん剤でがんが小さくなっているうちに手術すること、また手術後に残っているかもしれないがん細胞が再び増殖する前に抗がん剤を投与することが重要**です。そのため、**術前化学療法と手術、手術と術後化学療法までの間隔はどちらも短いほど理想的**なのです。ただ、実際には手術前に投与した抗がん剤の副作用、特に血液毒性の副作用からの回復を確認しないと手術には進めません。また、手術のあとの経過が順調で体調が回復していなければ、術後化学療法はできません。

この問題について文献を調べていると、卵巣がんでは「術前化学療法→手術→術後化学療法」の所要日数が42日以内（6週間以内）の患者さんと、43日以上（6週より多い）の患者さんでは、前者のほうが無増悪生存期間（がんが再発しなかった期間）も全生存期間も良好という論文が見つかりました。

妻は最終の術前化学療法から27日後に手術をしています。術後2週間で抗がん剤を再開すれば、何とか42日以内でいけそうです。

抗がん剤治療再開までの数日間は一時退院を考えてもいいほど妻の体調は回復していました。ただ、恥ずかしながら私はまともな料理ができません。栄養バランスを考えた食事を用意することは難しく、そのまま入院を継続させてもらいました。

2020年9月6日（日） 久しぶりに無心になれたひととき

妻が発病してから自分の時間は全くありませんでしたが、週末、久しぶりに釣りに行ってみました。竿を出してみましたが何も釣れません。でも、釣れなくてもいいのです。一人で無心に竿を垂らしていると、短いひとときでしたが、怒涛のごとく過ぎていった4カ月を振り返ることができました。妻にがんが見つかってから、毎日その日を過ごすのが精いっぱいで、これまでのことを振り返るのは初めてだった気がします。

妻は病室で何を思っていたのだろう……。家で洗濯した着替えを持って妻の病室を訪ね

郵便はがき

恐れ入りますが
切手を貼って
お出しください

112-0005

東京都文京区水道2-11-5

アスカ・エフ・プロダクツ行

Closer Publishing ～出版をより身近に～

明日香出版社グループ
アスカ・エフ・プロダクツ
〒112-0005 東京都文京区水道2-11-5
☎03-5395-7660　FAX 03-5395-7654
https://asuka-f.co.jp

ると、妻はたいてい本を読んでいるか、音楽を聴いていました。今回の入院は長くなりそうだったので、妻は自分の好きなフレンチポップス、シルヴィ・ヴァルタンのCDやBOØWYのベストアルバムを持ち込んでいました。

BOØWYはもともと私の趣味で妻はよく知らなかったのですが、2019年の年末に布袋寅泰さんのツアーファイナルライブに妻を誘って神戸まで観に行ったのです。そのライブのアンコールで演奏されたのが、BOØWY時代の楽曲『Dreamin'』でした。この曲に妻はいたく感動し、それ以来、妻お気に入りの一曲になりました。

2019年末のライブから半年も経たないうちに妻に進行がんが見つかるなんて、まさに青天の霹靂。がんになる前の世界には二度と戻れません。

『Dreamin'』か……。

2019年より前の記憶を失くしてしまったような日々を送っていましたが、こうしてかつてのことを思い出すと、いまの現実のほうが夢幻のように思えてきます。

そんなことを考えていると、釣り竿の先にこの日初めてのアタリを感じ、現実世界へと引き戻されました。感傷に浸っている暇はありません。まだまだ治療は続くのです。

そういえば、ある日、妻の病室を訪ねたときのこと。

「9月9日に5コース目の抗がん剤を開始して3週間隔で投与していけば、12月23日が10コース目で年内に抗がん剤治療を終了できるね」

私はそんな先のことまで考える余裕がなかったので、妻の言葉に驚き、「あと6コースの抗がん剤治療が本当に3カ月余りで終了するのか？」とにわかには信じられませんでした。でも、妻と一緒にカレンダーを確認すると、確かに3週間隔で投与していけば、年内に10コースが終わるのです。

そんなにうまくいくのだろうか……。

抗がん剤の副作用は今後蓄積していく一方で、血液毒性も強まっていくことが予想されます。白血球や赤血球、血小板が減少すれば、抗がん剤の投与スケジュールを延長せざるを得ません。

また、妻は知っているのか知らないのか分かりませんが、実は抗がん剤治療は10コースで終わるわけではないのです。

カルボプラチンとパクリタキセル、ベバシズマブという3種類の併用治療の目標が10

コースであって、その後は「維持療法」として、ベバシズマブだけの投与を継続するのが最も強力な治療であると、いろいろな論文を読むと考えられました。

せっかく治療に前向きになっている妻に、さらにこの事実を、手術を終えて間もないいま伝えるのは忍びなく……。このことはもう少し治療が進んでから、おいおい明らかにしようと思いました。

2020年9月9日（水）　術後化学療法をスタート

術後15日目のこの日、妻は抗がん剤5コース目（術後化学療法1コース目）の点滴を受けました。まだ手術から4週以内のため、今回は、傷が治りにくくなる副作用のあるベバシズマブは投与せず、カルボプラチンとパクリタキセルの2種類の抗がん剤の投与でした。

翌日、妻は退院。18日間の入院でした。

抗がん剤治療のための2泊3日の入院のときには一人でバスで帰っていましたが、今回は荷物も多かったので、私も午後から半休を取り、車で一緒に帰宅しました。車窓から見える久しぶりの外の世界はとても新鮮だったようで、少し近所をドライブして帰路につきました。

果てしなきがん戦争

卵巣がんの治療経過を最も左右する手術が、コンプリート・サージェリーという、肉眼的にはがんが残っていない、最も理想的な状態で終えたことは本当に大きな一歩でした。

でも、**卵巣がんは手術と抗がん剤という初回治療がよく効いて画像検査ではがんが消えたように見えても、半数以上の患者さんで再発します。**

再発する時期は初回治療後2年以内が多く、特にステージⅢ・Ⅳの進行がんでは、2年以内に55%、5年以内に70%以上が再発するといわれています。

思わず目を覆いたくなるような厳しい現実です。

このデータは2015年度版の卵巣がん治療ガイドラインに記載があり、インターネット上の記事や新聞、書籍などでもよく紹介されています。

妻は発病してから、週1回新聞に掲載されているがん相談の連載を欠かさず熟読していました。がんの種類はいろいろですが、2カ月に1回ほど、卵巣がんの相談が掲載されます。

ある日、私が仕事を終えて帰宅すると、明らかに妻の様子がおかしく暗い表情をしていました。こういうとき、結婚生活の長い夫妻ならご理解いただけると思うのですが、まず夫は最近の自分の言動に何かマズいことがあったのではないかと頭をフル回転させます。でも、心当たりはありません。それとなく探りを入れると、先ほどの卵巣がんの再発データがその日の新聞のがん相談で掲載されていることが分かりました。

卵巣がんは進行して見つかることが多く、5年生存率も50％以下と厳しいこと、子宮がんの患者さんは最終的に他の病気で寿命を迎えることが多いが、卵巣がんの患者さんはまず卵巣がんが原因で命を落とします、というような内容が記載されていたのです。

非常に有名な病院の婦人科の先生が回答なさっているのですが、思わず心の中で「先生、言い方ってものがあるでしょう！」と叫んでしまいました。その先生のお話は医学的にはそのとおりなのですが、文章がいつも断定的でややきつく、妻はその連載を読むたびに落ち込んでいました。

「いままで順調に治療が進んでいるし、大丈夫だよ」

「この調子で治療を頑張っていこう」

その後のフォローはなかなか大変でした。

でも一方で、私はその連載には感謝もしました。卵巣がんの厳しい現実は確かにそのとおりなのです。だから、記事の内容をオブラートに包んで、棘を抜いてまろやかに説明し直しましたが、再発率や生存率など核心部分は否定しませんでした。

面と向かって言いにくいことを、その記事が代わりに伝えてくれたのです。

卵巣がんは再発しやすい。だから、**手術で完全切除できたと思っても、抗がん剤治療を続けていくことが重要**です。ただ、そうはいっても精神的にも肉体的にも非常にきついことは間違いありません。

体の中にがん細胞が残っているのかどうか知る術はないのです。

この頃には、妻の腫瘍マーカーは「ＣＡ１２５」も「ＣＡ19‐９」も一桁まで下がり、完全に基準値の範囲内になっていました。この推移を月１回みていくことが唯一の道標に思われました。

いわばゲリラ戦に突入したのです。体内にがん細胞はいるのかいないのかも分からなければ、どこに現れる（＝再発）のかも分かりません。そのようななか、抗がん剤という武器で体に無差別攻撃をするわけです。当然、正常な臓器への副作用は必ず出現します。標的がはっきりしないなかでの抗がん剤治療は、目標を見失いやすく、本人が一番つらかったと思います。家族も心身ともに疲弊しました。

それでも2020年9月30日、10月21日と、妻は予定どおり3週間隔で、6、7コース目の抗がん剤治療を受けました。手術後の経過も問題なかったので、血管新生阻害薬ベバシズマブの投与も再開に。

すると、副作用に悩まされる日々がまた始まりました。鼻血は連日で、パクリタキセルによる手足のしびれも非常に深刻。ただ、吐き気や食欲不振、味覚障害の副作用がないことは救いでした。

がん食事本と牛肉事件——がんと食事

術後化学療法を受けている頃には、私の両親にも妻が卵巣がんで闘病中であることを伝えていました。あるとき、陣中見舞いに牛肉を送ってくれたのですが、困ったことが起こりました。牛肉と一緒に、がんに効くという食事療法の本が同封されていたのです。

私の仕事中に妻が受け取っていて、帰宅すると、妻は困惑の表情を浮かべていました。

がん患者は皆不安で藁にもすがる思いです。私が帰宅する前に妻はその食事療法の本を読み終えていました。

「この本には肉食禁止って書いてあるんだけど、どうしたらいいいんだろう……」

肉食禁止の本と牛肉が一緒に送られてきたわけです。

私はすぐに両親に電話をかけ、本の内容を知っているのか確認しました。案の定、内容は知らない、と。大きな書店で目立つように売っていたから、いい本だと思って送ったようです。

善意からの行為なのは分かります。でも、こっちは必死で闘病しているのだから、こういうときは**必ず中身を吟味してから行動に移してほしい**、と釘を刺す羽目になりました。

そして私たちは牛肉を美味しく、ありがたくいただきました。

送ってくれた本には、がん患者は肉を避けるよう書かれていましたが、肉類は貴重なたんぱく源ですから、むしろ大事です。

血液検査に「アルブミン」という項目があります。これは体の栄養状態の指標となるたんぱく質で、がん患者さんで血清アルブミン値が低いと、低栄養状態と考えられ、予後は悪いことが知られているのです。

がん戦争を戦い抜くには、栄養状態を良くしておくことが欠かせません。アルブミンは肝臓で生産されるたんぱく質ですから、その原料となるたんぱく源を食事でとることはとても大切です。

たんぱく源といえば、肉類（できれば低脂肪の良質な赤身の肉）や魚、卵、乳製品、大豆類。このうち肉食を禁止すれば、大豆類に頼ることになります。でも、いくら豆腐や納豆など大豆製品を意識的にたくさん食べても、大豆類だけで十分なたんぱく質をとるのはかなり大変です。

妻の場合、度重なる抗がん剤治療にもかかわらず、吐き気や食欲低下、味覚障害の副作用はなく、食事は十分に何でも食べることができたのは幸いでした。

卵巣がんと診断されたときにはアルブミン値が基準値を下回っていて、初回の抗がん剤治療後は一気に体重が減りました（巨大な腫瘍が縮小したことも関係しているかもしれません）。でも、その後はいつもどおりのバランスのとれた食事によって、アルブミン値は基準値まで回復し、体重や筋肉も一定水準を保つことができました。少しでも筋肉を維持できるよう、週末に3～3・5キロほどのウォーキングを続けていたことも良かったのだと思います。

辛うじて持ちこたえる日々

進行した卵巣がんと診断を受け、余命は2カ月、すぐに手術は不可能、と説明を受けたときには、真夜中の大海原に私たち家族を乗せた小舟が一艘だけ放り出されたような気持ちでした。この頃には、進む方向も見えなければ、家族という小舟が壊れてしまわないか、不安、悲嘆、苛立ちのなかにありました。

でも、小舟が壊れないように腐心しながら抗がん剤治療を続けていくうちに、手術という一筋の光明が射し、手術で目に見える病巣はすべて切除することができ、ひとまず生命の危機は脱しました。

真夜中の真っ暗闇のなか大海原に一艘の小舟で放り出されていた局面は終了し、いまは場面転換して、夜が明けて両端が切り立った崖の一本道を妻とひたすら歩いているイメージです。

「治癒」というゴールはどこにあるのかはまだ分かりませんが、進むべき方向ははっきり見えてきました。

つまり、完全切除したように見えてもしつこく残っているかもしれない卵巣がんの残党を抗がん剤で叩く。この術後化学療法こそが、治癒というゴールにつながっている一本道です。この一本道を進んでいけば、いつかは治癒というゴール地点にたどり着くはず。そして、その手前に、1つの大きな中間ゴールが遠くに見え始めていました。

「術前化学療法↓手術↓術後化学療法」が、当初から予定していた治療方針であり、この一連の流れが完遂するところが中間ゴールです。

術前化学療法は4コース終了し、術後化学療法は6コースの予定で計10コースの計画です。計画どおり3週間隔で投与を続け、すでに7コース目まで終了しました。カルボプラチン、パクリタキセル、ベバシズマブという3種類の抗がん剤をあと3コース投与すれば術後化学療法は終了となります。これが、まず目指すべき中間ゴールです。

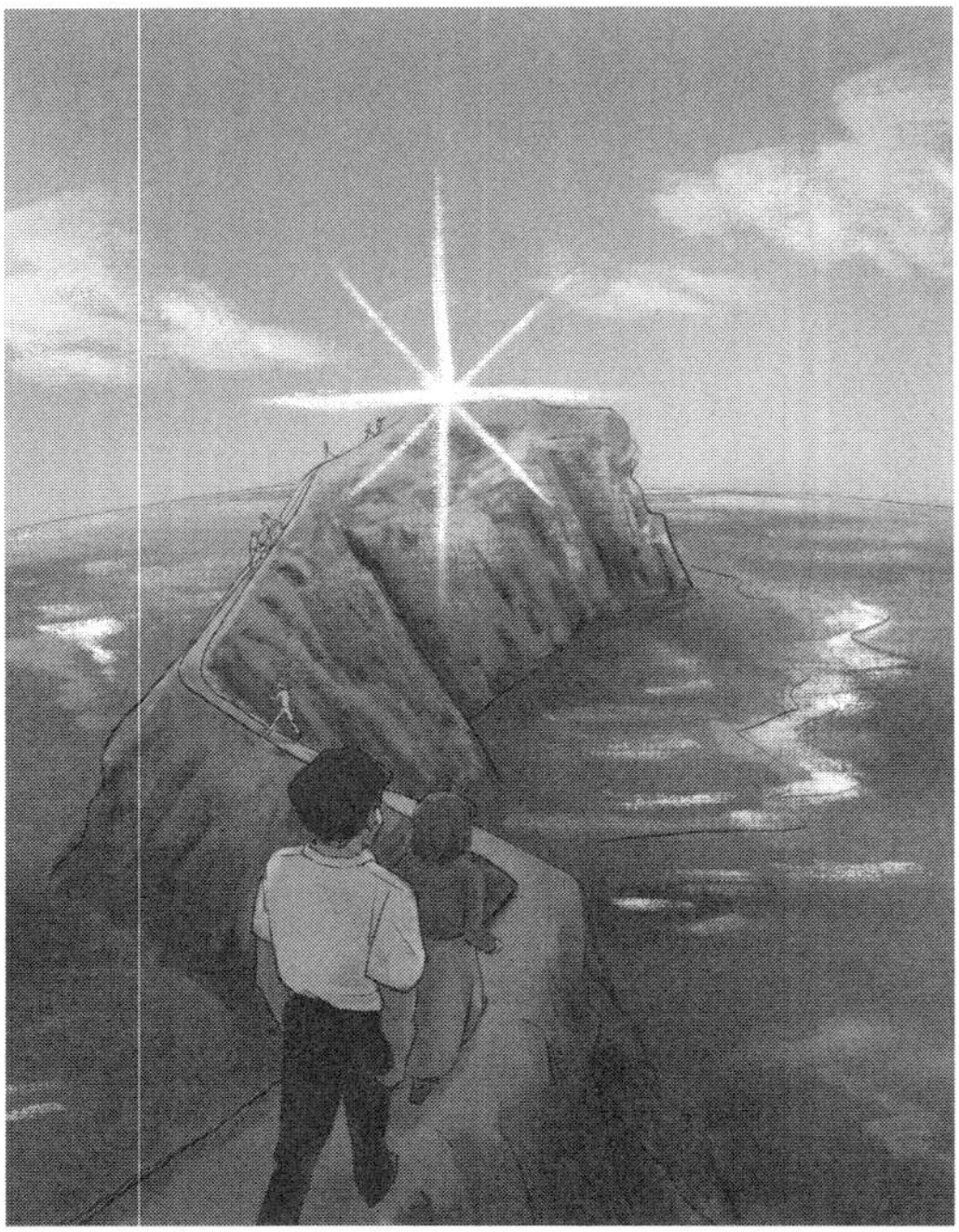

その後はベバシズマブのみを3週間隔で継続する維持療法を行うのが、ステージⅢ・Ⅳの進行卵巣がんでは当時最も再発しにくい最強の治療とされていました。

3種類の薬によるきつい抗がん剤治療はあと3回。ただ、これが非常につらかったのです。それまでの抗がん剤の副作用の蓄積がピークに達してきていました。

パクリタキセルによる手足のしびれは本当に深刻で、ジンジンしたしびれが常に付きまとい、手足が思うように動かせず、不快感に苛まれていました。ベバシズマブによる鼻血も、ときところ構わず出ていました。

また、抗がん剤の点滴を繰り返すことで、腕の血管がダメージを受け、だんだん点滴の針を入れるのが難しくなっていきました。

2020年11月11日（水） 点滴の針が入らない

妻は抗がん剤8コース目の投与を受けました。このとき、点滴用の針を刺すこと8回目で、何とか左手の甲の細い血管に入ったそうです。

手の先の細い血管ですから、抗がん剤を普通のスピードで滴下すると血管痛が強くなります。そのため、非常にゆっくりと点滴せざるを得ず、いつもは夕方には終わる点滴が夜中の1時過ぎまでかかっていました。

精神的にも限界を迎えていたのだと思います。「次回からあなたに点滴の針を入れてほしい」と、妻から頼まれました。

私は点滴の針を刺すのがうまいという自信はありません。でも、夜中まで抗がん剤治療を受けてぐったり疲労困憊している妻の姿を見ると、さすがに断れませんでした。

妻の両腕を見てみると、確かに血管が細いのです。「数回失敗するかもしれないけど、いい？」と聞くと、妻はそれでもいいというので、入院している診療科は違うものの、次回から私が点滴の針を刺すことになりました。

がんそのもので命を奪われそうな状況は切り抜けたとはいえ、抗がん剤の副作用で重症の感染症を引き起こせば、この両端が崖の一本道から滑落して、一気に命を落とす危険性があります。

ちょうどこの頃、膵臓がんで抗がん剤治療中の患者さんについて、熱が出て肺に影が現れていると消化器内科から呼吸器内科医の私に相談がありました。その患者さんは抗がん剤で白血球が大きく減少している時期に敗血症と肺化膿症という重症な感染症を起こしてしまい、抗菌剤で治療を行ったものの、数日で命を落としてしまいました。

まさに同じ一本道を歩いていた患者さんが目の前で滑落していったように思われ、次は妻かもしれない……という恐怖を感じました。

白血球や赤血球、血小板を生産するいわば工場が骨髄です。どんなに抗がん剤による無差別攻撃を受けても頑丈だった妻の骨髄も次第に疲弊し、8コース目の抗がん剤投与の2週間後の外来では、白血球は1800、好中球は680にまで低下していました。

好中球が1000を切ると、「グレード3の副作用」といって重い副作用に相当します（グレード1が軽症、グレード2が中等症、グレード4は生命を脅かす副作用です）。**細菌やウイルス感染を起こしやすい状態**なのです。

幸い感染症にかかることはありませんでしたが、予定どおり1週間後に抗がん剤を投与できるのか、心配でした。もしも私が主治医だったら、無理はせず延期したいところです。妻の主治医の先生も慎重派ですから同じ意見だったと思います。

ただ、妻を支える夫としては、大きな区切りとなる中間ゴールが見えてきたいま、何とか2020年のうちにゴールテープを切りたいという気持ちがありました。「2020年末までに術後化学療法を終える」というのは手術直後の病床で妻が発見した目標なのです。抗がん剤投与がきっちり3週間隔で継続できなければ、この目標は叶いません。

血液検査の結果をよく見てみると、単球は21・4％（実数380）と増えていました。**白血球は好中球、リンパ球、好酸球、好塩基球、単球の5つに分けられ、抗がん剤で白血球が減少したときに、最も早く回復してくるのが単球なのです。**

単球が増えているということは、今後、好中球や白血球全体も遅れて増えてくることが予想されます。**抗がん剤を投与するための1つの目安が「白血球3000以上、好中球1500以上」**です。

妻の強靭な骨髄なら、あと1週間で白血球や好中球も回復するかもしれない。

そう思い、主治医の先生にお願いして、当初の計画どおり1週間後に抗がん剤投与の予定で前日の入院予約をしていただきました。入院日の血液検査で白血球や好中球が規定まで回復していなければ、1日分の入院料はかかりますが、そのまま日帰り退院する方針となりました。

また、この日の外来で、術後化学療法終了後の維持療法の予定についても主治医の先生に伺いました。

BRCAという遺伝子の変異を調べる遺伝子検査で陽性であれば、「オラパリブ」という内服薬での維持療法が保険適用となります。

妻の場合は最初の診断時にＢＲＣＡ遺伝子変異は陰性だったのでオラパリブの対象には該当しません。その場合、ベバシズマブの点滴のみを３週間隔で継続する維持療法が、ステージⅢ・Ⅳの進行卵巣がんでは最も再発しにくい治療と当時考えられていました。

ベバシズマブの維持療法の回数は、「ＩＣＯＮ７」という臨床試験では12コース、「ＧＯＧ‐０２１８」という臨床試験では併用化学療法６コースののち維持療法16コース（合計22コース）が投与されていました。

妻の場合、併用化学療法を10コース予定しているので、どちらの臨床試験を参考にしても維持療法は12コースくらいかなと思いつつ、主治医の先生に尋ねると、「14コースの予定」とのこと。手術の前後ではベバシズマブを抜いて投与したので、併用化学療法で投与したベバシズマブは８回だから、という理由でした。

予想よりさらに２コース多いのか……。思わず、点滴の針を入れるのが難しくなってきている妻の表情を窺わざるを得ませんでした。

2020年12月1日（火）　感染症を起こさないように

9コース目の抗がん剤治療のための入院です。血液検査は白血球4400、好中球3180と、私の予想をはるかに超えて回復していました。改めて妻の骨髄の強靭さには驚きました。

そして翌12月2日、9コース目の抗がん剤を投与しました。抗がん剤の点滴は午前11時から。私は9時から外来診療があるので、8時45分頃に妻の病室を、夫としてではなく、医師として訪れました。点滴の針を入れるためです。医師と患者として妻と向かい合うのは5月のエコーガイド下経皮針生検のとき以来です。

妻の発病前までいったいどんな夫婦関係であったのか、よく思い出せません。しっかり者の妻に任せて、茫洋とした昼行灯な夫というポジションで居心地が良かった記憶があります。もともと私は医療や自分の仕事のことを家庭でほとんど話題にしたことがありませんでした。仕事とプライベートをきっちり線引きすることで、職責を全うしていました。

妻は医師としての私の姿を見たことはありませんでしたし、一方で私は家庭で何かに真剣に取り組む場面がほとんどなかったように思います。経皮針生検のときにみせた真剣な表情は結婚以来初めてのことだったのではないか、普段の雰囲気とのあまりの違いように妻が面食らっているのではないかと当時思ったものです。

妻の発病後は、ことあるごとにがんや病気の話をするのが日常になっていました。がん治療の副作用で妻の姿も激変していましたが、それがもはや当たり前の光景でした。

あのときを境に、私たちを取り巻く世界は一変したんだな……。

とにかくいまは点滴の針を刺すことに集中しよう。

幸い一発で点滴の針を入れることができました。妻も大いに安堵したようです。

「抗がん剤頑張って」と声をかけて、私は病室をあとにしました。

抗がん剤9コース目の投与を終えて、翌日妻は退院しました。

いよいよ術後化学療法は残すところあと1回です。その先に中間ゴールが見えています。

でも、まだ安心はできません。そこに至るまでの一本道を慎重に歩き、崖から滑落しないよう細心の注意を払う必要がありました。**免疫力が落ちているいまの状態では特に感染症に注意しなければいけません。**

この頃、新型コロナウイルスの予防接種はまだ実用化されておらず、ちょうど第3波が拡大して、死亡例も連日報告されていたのです。そんなニュースを見聞きするたびに感染への恐怖を感じていました。

この術後化学療法の終盤には、妻は何度か発熱しました。私は勤務中には携帯電話を持ち歩きません。仕事の合間に自分の机に戻ったときに普段は連絡のない妻からメールが届いていると、胸騒ぎがしてどきっとしました。

そういうときはたいてい、急に寒気がして熱が出てきたという報告でした。

慌てて電話をかけて、詳細に問診をします。

普通の風邪症状で済んでいるのか、病院を受診しなければならない感染症を起こしているのか、判断しなければならなかったからです。

何度か37℃台の微熱、悪寒、体のだるさといった症状が出ましたが、その他の症状は乏しく、新型コロナウイルス感染や細菌感染ではないだろうと判断し、栄養ドリンクを飲んで休養しているよう電話でアドバイスしました。幸いその都度、熱が下がり、大事に至ることはありませんでした。

2020年12月16日（水） 新薬という新たな選択肢

抗がん剤9コース目ｄａｙ15。婦人科外来の受診日です。

白血球２１００、好中球９１０とグレード３の好中球減少がみられましたが、炎症反応を表すＣＲＰは０・18㎎／dlと上昇はなく、感染症の心配はないようでした。

単球が24・２％（実数５００）と十分に増えていたので、１週間後の白血球・好中球回復を信じて、ラストとなる10コース目の抗がん剤治療を予定することとなりました。

また、この日の外来で主治医の先生から気になるお話がありました。卵巣がんの治療薬として、「ニラパリブ（商品名ゼジューラ）」という新たな分子標的薬が２０２０年11月末に日本で承認され発売になったのです。

まだ私の勤務している病院ではこの新発売の薬剤の使用申請が行われていないのでいまは使用できないものの、そのうち処方できるようになるのではないか、ということでした。

この薬は化学療法後の維持療法として承認されたものです。これまでの既定路線では、術後化学療法を終了したあと、維持療法としてベバシズマブだけを点滴で投与する予定でした。

新発売のニラパリブは内服薬で、ベバシズマブとは全く違う作用機序（薬が治療効果を発揮する仕組み）を持ちます。維持療法の選択肢が２つに増えたのです。

全く寝耳に水の話で驚きつつ、これはよく思案しなければならないなと思いました。新薬ですから、当然、主治医の先生も使用経験はありません。維持療法としてベバシズマブとニラパリブとどちらがよいのか、先生も即答し兼ねる様子でした。

2020年12月22日（火）　強靭な骨髄に感謝

妻は入院し、いつものとおり血液検査を行うと、白血球６７００、好中球５０００と十分過ぎるほど回復していました。

９月に手術を終えた直後に妻が宣言したとおり、本当に３週間隔で抗がん剤治療を続けてここまで来たのです。妻の強靭な意志と骨髄には改めて感謝しました。

2020年12月23日（水）点滴で妻からの〝加点〟に成功

妻は抗がん剤10コース目の投与を受けました。3種類の抗がん剤の併用治療はこれがラストです。

この日も妻に頼まれて私が点滴の針を刺すことに。エコーガイド下経皮針生検でお腹に刺した針よりはずっと細く、合併症の危険もありませんが、家族に針を刺すのは気が進まないものです。

抗がん剤の点滴を繰り返してきた影響で腕の血管のダメージは避けられず、術後化学療法が始まってから1回で点滴の針がうまく入ることはなく、複数回腕の血管を刺して探らなければならないようになっていました。

実は、その頃からしばしば、妻から「点滴の針を入れてほしい」と言われていたのです。私が仕事をしている姿なんて見たことはなく、私の力量も知らないのに、です。

頭の中でシミュレーションをしてみました。

首尾よくうまくいけば私の株は爆上がりし、失敗すればガタ落ちするはずです。20年近い結婚生活で私の持ち点はいま何点になっているのか……。結婚生活の長い方ならお分かりいただけると思うのですが、夫の評点というのは減点式ではないでしょうか。一度減った持ち点は簡単には回復しないような気がします。うまく点滴の針を入れて加点に成功しても効果は一時的なら、うまくいかなかったときのリスクのほうが高いのでは……。

自分の勤める病院とはいえ、診療科は違うのだからちょっとした越権行為でもあるという建前もあり、私は妻から頼まれてもやんわりと断っていました。でも、8コース目の抗がん剤のときに8回腕に刺した跡があるのを見て、ようやく私も妻の依頼を受ける気になったのです。

いざ、穿刺《せんし》。今回も一発で点滴の針を入れることができました。これで2回連続で成功です。ほっとしました。妻には大いに感謝され、確かに私の株は上がったようです。短期的には、ですが。

2020年12月24日（木） 中間ゴールにたどり着いたクリスマスイブ

さて、繰り返した入院生活も今回で一区切りです。病棟の看護師さんには本当にお世話になり、良くしていただきました。

10回の入院で合計45日間の入院生活。

そしてクリスマスイブに妻は退院しました。午後の気管支鏡検査を一件終えたあと、私は有休を取って妻を迎えに病室に向かいました。

ナースステーションに立ち寄り、夫妻ともどもこれまでの感謝を伝え、病院を出ます。帰り道、予約していたクリスマスケーキを受け取って、家路につきました。

２０２０年5月に進行卵巣がんが突然発覚し、「術前化学療法（3種類の抗がん剤を4コース）→手術→術後化学療法（同じく6コース）」の治療が２０２０年12月末に終了しました。

予定した初回治療を計画どおり完遂することができたのです。中間ゴールには無事にたどり着くことができました。

野球でいえば、7回裏10対0で負けている状況から強制参加させられた試合で、猛攻撃の末、土壇場で9回裏10対10の同点に追いついたようなもの。

生命の危機はひとまず脱しました。再発率の高い病気ですから、この平和がどこまで続くのかは知る由もありませんでしたが、治癒というゴールへと続く一本道の上を確実に歩んでいるのは間違いなさそうでした。

予後延長戦へ——ベバシズマブ点滴か、新薬ニラパリブか

卵巣がんとのがん戦争は野球でいえば土壇場で10対10に追いつき、ひとまず負けはない状況となりました。これはまた、いつ果てるともない延長戦への突入を意味しました。

「術前化学療法→手術→術後化学療法」といった一連の初回治療を終えたあと、**6カ月未満に再発した場合は、「プラチナ製剤抵抗性再発」といい、薬物療法が効きにくく予後不**

良とされます。6カ月以上経って再発した場合は、「プラチナ製剤感受性再発」といって、初回治療で投与した抗がん剤が効いていた期間が長いので、同様の薬を再投与すると効果が期待できます。

卵巣がんは初回治療が一旦よく効きますが、どの論文をみても再発率が高いと書いてあります。2015年版の卵巣がん治療ガイドラインによると、**再発の時期は初回治療後2年以内が多く、ステージⅢ・Ⅳの進行がんでは2年以内に約55%が再発する**、とのこと。

再発率の高い卵巣がんを再発させないために研究が進んでいるのが、維持療法です。妻も、初回治療のおかげで画像上はがんは見えなくなり、2種類の腫瘍マーカーの値も完全に基準値内に低下しました。この寛解の状態をずっと維持していくことが維持療法の目的です。

2013年の欧州臨床腫瘍学会のガイドラインには、**維持療法なしでは3年以内に約70%が再発する**と記載されています。

こうしたことから、維持療法は受けたほうがよいことはよく理解できました。そのため術後化学療法を完遂したのちは、ベバシズマブ単剤による維持療法を受けるつもりでいたのです。

ところが、ここにきて選択肢が2つになりました。ベバシズマブ点滴か、新薬ニラパリブ内服か、です。

ニラパリブ発売のタイミングはまるで妻の術後化学療法の終了時期に合わせたかのようでした。この2つの薬は全く種類の違う抗がん剤ですから、十分によく検討しないといけないと思いました。

年明けの婦人科外来受診日までにある程度患者サイドとしての意見を持っておかなければ……。年末年始は維持療法に関する論文を次々と読みこみました。

ここからは、2つの薬を比べるために行った情報収集の内容をお伝えします。なるべく噛み砕いて説明しますが、どうしても専門的な内容が多くなってしまうことをご容赦ください。

ベバシズマブは、これまでにも何度かご説明したように「血管新生阻害薬」というカテゴリーに分類される分子標的薬です。がん細胞に酸素や栄養分を届ける血管を遮断し、兵糧攻めにしてがんを縮小させようという薬です。従来の無差別攻撃タイプの細胞障害性抗がん剤との併用で相乗効果を発揮します。

併用治療でがんが小さくなったあとも、がん細胞につながる血管の修復を妨害し続けてがんを再発させないようにするのがベバシズマブ維持療法の狙いです。例えるなら華々しい戦闘が終わって大勢が決したあとも、物流を遮断して経済封鎖を続けるようなもの。

副作用には、出血、血栓症、血圧上昇、創傷治癒遅延、消化管穿孔、たんぱく尿などの特有のものがあります。妻も、カルボプラチン、パクリタキセルとの併用でベバシズマブを8コース投与してきて、連日鼻血の副作用が出ていました。

主治医の先生の説明では、ベバシズマブ維持療法を行うなら、3週間隔であと14コース点滴投与する、とのこと。計画どおり治療が進めば、約10カ月の治療期間です。

ベバシズマブ維持療法に関しては、「ICON7」や「GOG-0128」といった臨床試験が実施され、ステージⅢ・Ⅳの進行卵巣がんでは無増悪生存期間（がんが再発しなかった期間）や全生存期間の改善が報告されていました。

ただ、**この臨床試験に参加した患者さんが維持療法までにどういう治療を受けてきたのかは、論文では分かりませんでした。**

妻が受けてきた「術前化学療法→手術→術後化学療法」という流れの治療は、進行した卵巣がんの治療として近年主流になりつつあるものです。ですが、5〜10年ほど前までは進行した卵巣がんであっても、「手術→術後化学療法」が主流のようでした。論文が発表された当時、妻が受けた治療が主流でなかった可能性があります。そう考えると、発表されているデータをそのまま妻に当てはめて考えてよいのか、疑問が残りました。

一方、新薬のニラパリブは「PARP（パープ）阻害薬」というカテゴリーに属する分子標的薬です。がん細胞のDNAの修復を阻害することで効果を発揮します。

DNAは細胞の複製に欠かせない設計図のようなもの。2本の鎖状の構造物で成り立っています。細胞内では2本で1セットとして存在していますが、細胞分裂して増殖する際には1本ずつに分かれてそれぞれペアとなる新たな鎖状構造物を複製します。そうして、2本×2セットとなり、もとの細胞の情報をコピーした2個の細胞となるのです。

つまり、細胞が分裂するときには、DNAの2本の鎖をまず1本ずつに分けて、それぞれがペアの鎖をコピーし、2組の2本の鎖をつくるというステップを踏みます。

がん細胞も正常な細胞も基本的にはこうして細胞分裂をしますが、がん細胞は細胞分裂のスピードが異常に速く、あっという間に増えていきます。それががんの怖さであり、がん細胞の異常な増殖を防ぐために使われるのが抗がん剤です。

これまでに妻に投与してきた抗がん剤のうち、カルボプラチンはプラチナ製剤の1つで、がん細胞内のＤＮＡの２本鎖と橋をかけるように結合することにより、ＤＮＡの鎖が１本ずつに分かれることを妨害します。そうして、がん細胞の分裂をストップさせ死滅に向かわせるのです。

ただ、細胞にはＤＮＡが傷ついたときに修復するための仕組みがあります。がん細胞も抵抗をみせ、接着してはがれなくなったＤＮＡの２本鎖を部分的に切断して、分けられる部分だけでも細かくＤＮＡを断片化し、破片をかき集めてまた1本の鎖状構造物、あわよくば２本の鎖に戻そうとするのです。

このとき、２本の鎖にまで一気に復元する修正の仕組みがうまく働く人と働かない人がいます。妻と同じ高異型度漿液性がんの卵巣がんでは、約50％の患者さんのがん細胞に、この修正の仕組みが欠損しているといわれています。

この修正の仕組みが不完全なことを「相同組み換え修復欠損がある＝ＨＲＤ陽性」とい

います。

つまり、HRD陽性の卵巣がん患者さんでは、カルボプラチンなどプラチナ製剤でダメージを受けたDNAを断片化しても、がん細胞はDNAをもとの2本鎖の状態まで戻すことはできないということです。

ところが、がん細胞はしぶとく、ここで終わりません。次善の策として、断片化されたDNAの破片をひとまず1本の鎖まで戻そうとします。

1本の鎖に復元するには「PARP」という酵素が必要です。これは、破片をくっつけるための接着剤のようなもの。この接着剤の働きを妨害するのがPARP阻害薬なのです。

PARP阻害薬を投与すると、がん細胞は、DNAの破片を1本の鎖に戻すことすらできなくなります。そうしてDNAの修復をブロックし、ひいてはがん細胞の増殖を不可能にするのがPARP阻害薬の原理です。

バラバラになったDNAをかき集めて2本の鎖まで一気に修復する仕組みがうまく働か

ないがん細胞（＝ＨＲＤ陽性）が、なんとか１本の鎖にまで戻そうとするときに使う〝接着剤〟がＰＡＲＰで、それを邪魔する薬ですから、ＨＲＤ陽性の卵巣がんの患者さんにしかＰＡＲＰ阻害薬は効果がないように思うかもしれません。

ところが、ＰＡＲＰ阻害薬は現在日本ではオラパリブとニラパリブという２種類が発売されていて、不思議なことに新薬ニラパリブはＨＲＤ陰性の患者さんにも効果がみられるのです。おそらく、まだ解明されていない薬効が存在するのでしょう。

ニラパリブの維持療法に関しては「ＰＲＩＭＡ」という臨床試験で、ＨＲＤ（相同組み換え修復欠損）の結果にかかわらず卵巣がん患者さんの無増悪生存期間が延長することが証明されました。さらにＨＲＤ陽性の患者さんでは特にニラパリブ維持療法が有効であることが判明しています。

この臨床試験の結果が発表されたのは、２０１９年12月のこと。まだ全生存期間の最終結果は判明していませんでしたが、中間解析の結果では全生存期間も改善していました。

また、このＰＲＩＭＡという臨床試験では維持療法の期間は３年間となっていました。

私がこの臨床試験の結果で注目したのは、治験に参加した３分の２の患者さんが、妻と同じ「術前化学療法→手術→術後化学療法」という流れの治療を維持療法の前に受けていたことです。つまり、妻と似た条件の患者さんが多く、その論文のデータは妻に当てはめて考えてもよいように思われました。

ニラパリブ（商品名ゼジューラ）の添付文書を読んでみると、1日1回の内服薬で、多い副作用として血小板減少、貧血、悪心、疲労、便秘、好中球減少、嘔吐、不眠、食欲減退、頭痛、無力症、不眠症などが記載されていました。

こうしたことが、大急ぎでたくさんの論文を読んでわかったことでした。

2021年正月　新薬を服用している人を探してみよう

維持療法をどうしようか……。2021年の正月はこのことで頭がいっぱいでした。ベバシズマブにするか、ニラパリブにするか……。

私の中では維持療法を受けないという選択肢はありませんでした。論文で発表されているデータを見る限りでは、新薬ニラパリブのほうが魅力的に思えました。

ただ、私は臆病で新薬に飛びつくのが好きではありません。自分が診療している患者さんでも新薬が出た場合、しばらく世間の動向をみてから処方し始めることが多いのです。なぜなら、**いくら事前に治験をしていても、発売後、多くの患者さんが使用し始めると思わぬ新たな副作用や問題点が明らかになることもある**からです。私の勤める病院でもまだニラパリブの処方を受けている患者さんは皆無で、実際のところどうなのかは不明でした。

一方、ベバシズマブは肺がんでもよく使われる薬で、私自身もたくさんの使用経験があり、効果も副作用もよく知っています。その安心感がある一方、連日の鼻血の副作用には辟易《へきえき》していました。使用が長期になれば、たんぱく尿や高血圧といった副作用が出ることもあるでしょう。

また、ベバシズマブは点滴での投与となることも懸念材料でした。妻の血管は度重なる抗がん剤投与でダメージを受け、点滴の針を刺すのに難渋しつつありました。あと14コースも点滴ができるのだろうか……。

腕の静脈から点滴の針を刺すのが難しければ、CVポートといって点滴用のチューブを鎖骨の下あたりの皮膚の下に埋め込む手術を行うことがあります。ベバシズマブを選ぶなら、妻もCVポートの造設手術を考えたほうがよいかもしれません。

はて、どうしたものか……。

そこで思いついたのが、実際にニラパリブを服用している人を探してみようということです。それまで誰かのブログを見る習慣はありませんでしたが、検索してみると、発売から1カ月ちょっとしか経っていないにもかかわらず、早速新薬ニラパリブを内服している卵巣がん患者さんのブログが何件か見つかりました。

不眠や吐き気、食欲不振が出ている患者さんもいれば、ほとんど自覚的な副作用なく内服できている患者さんもいます。

私が特に気になったのは血小板減少や貧血の副作用です。ニラパリブ内服開始後、2～4週の間に急激な血小板減少や貧血が出現し、輸血が必要になった患者さんが複数名見つかりました。なかには重度の白血球・好中球減少症が出現している患者さんもいました。

これらの副作用は自覚症状はほとんどなく、病院で採血して初めて判明したようです。

血小板が1万くらいまで大きく低下している患者さんもいました。血小板が減ると出血を起こしやすくなります。大きく低下すれば、ちょっとしたケガや打撲でも大出血を起こしたり、脳出血や消化管出血など命に関わる重篤な出血を起こしたりする危険もあり、怖いなと思いました。

散々逡巡しましたが、結論として新薬ニラパリブで維持療法を受けたいと思いました。理由は大きく3つあります。

第1の理由は、たくさんの論文を比較検討して、第一印象としてニラパリブがよいのではないか、**妻には合っている**のではないかと感じたことです。

第2の理由は**維持療法の期間**です。ベバシズマブの維持療法が約10カ月なのに対し、ニラパリブは3年間の見込みです。最も卵巣がんが再発しやすいのが初回化学療法終了後2年間なので、その間ずっと維持療法が続いているのは心理的に安心感がありました。

科学的には維持療法の期間が長いほどよいと証明されているわけではありません。維持療法の薬剤にも副作用はあるので、実際に投与を受ける患者本人は違う意見かもしれません。早く治療を終了して副作用から解放されたいという考え方もあるでしょう。でも、患者家族としては、維持療法の期間が長いほうが安堵できるというのが偽らざる気持ちでした。

第3の理由は、ニラパリブなら**内服薬なので、点滴を受けずに済む**こと。CVポート造設手術を考える必要もなくなります。

この3つの理由とともに、私の意見を妻に説明しました。もちろん最終的には治療を受ける患者本人の決定が最優先されるので、どちらの薬を選んでも妻の意向に従うつもりでした。

ニラパリブとベバシズマブのメリット・デメリットについていくつか質問を受け、最終的に私が推していたニラパリブで維持療法を考えたいという方向で我が家の意見はまとまりました。その場で即決する妻の決断力には頭が下がります。

2021年1月6日（水）　維持療法の方針が決まった

抗がん剤治療10コース目のday15。婦人科外来の受診日です。

白血球2400、好中球1060とグレード2まで減少していましたが、想定の範囲内でした。この日主治医の先生と今後の方針について話し合い、新薬ニラパリブで維持療法を予定していく方針となりました。

次に検討すべきは、いつから開始するのかです。

ニラパリブは、カルボプラチンなどプラチナ製剤でダメージを受けたがん細胞のDNAの修復を阻害することで効果を発揮する薬ですから、抗がん剤の効果がみられているうちに開始しないと意味がありません。そのため、遅くとも初回化学療法終了から12週以内には開始するという規定があるのです。

そういう点では維持療法の開始は早ければ早いほどよいのですが、現実的には細胞障害性抗がん剤による副作用からある程度回復していることを確認してから開始する必要があります。

先ほども紹介した「ＰＲＩＭＡ」という臨床試験では、初回化学療法としてベバシズマブを含む抗がん剤治療を受けていた場合、ベバシズマブ最終投与から28日以上空けてニラパリブの投与が開始されていました。

これを参考に、最も維持療法の効果を高めるために、ベバシズマブ最終投与から28日目にニラパリブを開始することを計画しました。つまり、3剤併用の抗がん剤治療の10コース目ｄａｙ29に開始予定。２週間後です。

2021年1月20日（水） 延長戦の始まり

抗がん剤治療10コース目day29。妻は婦人科外来を受診しました。白血球や好中球は、ちゃんと基準値範囲内まで回復していました。この日の胸腹部CTではがんの残存は見られず、画像検査では「完全寛解」という判定でした。腫瘍マーカーCA125、CA19-9も一桁で、基準値範囲内です。

体調も大丈夫。視界良好、計画どおり、ニラパリブ維持療法が始まります。

私の病院では、妻がニラパリブ治療の第1号となりました。新たな局面、予後延長戦の始まりでした。

新薬ニラパリブでの治療

薬を受け取ったその日の夕食後から、妻は新薬ニラパリブの内服を始めました。

この薬は、一日のうちでいつ飲んでもいいそうです。内服する薬の量は、通常は1日2カプセルで、体重77キロ以上で血小板が15万以上ある場合には1日3カプセルと設定されていました。

重大な副作用に血小板減少や貧血があり、特に内服開始後1カ月以内に起こりやすいそうで、最初の4週間、つまり1カ月は毎週血液検査が必要でした。

数日内服してみたところ、吐き気や食欲不振はありませんでした。ただ、夜に目が冴えて眠れない、と相談がありました。薬の情報が記された添付文書には不眠症の副作用が10％以上で出現すると記載されています。このためかもしれないと思いました。

内服開始1週間後の外来では、血液検査で血小板減少や貧血といった血液毒性はみられませんでした。ただ、「クレアチニン」という検査項目が、もともと0・7㎎／dl程度で推移していたのが、0・88㎎／dlへ上昇していました。女性の場合、0・8㎎／dlを超えると異常値とされます。ですから、大きく異常値になっているわけではありません。

クレアチニンは腎臓の機能の指標です。ニラパリブ治療とクレアチニンの関係は全くのノーマークでしたが、添付文書をよく読むと、5～10％で血中クレアチニン上昇という記載があります。

主治医の先生が心配してくださり、腎機能に異常がないか、専門の腎臓内科へ紹介受診することになりました。腎臓内科で精密検査を受けると、腎臓の働きには異常はない、とのこと。一安心しました。

その後もニラパリブの内服を続け、クレアチニンは0・9前後で推移していました。腎臓への支障はないとはいえ、薬の影響で数値が上昇しているのは確かなようです。

不眠についても先生に相談したところ、**ニラパリブの服用時間を朝に変更してみることに。そうすると、夜間の不眠は解消しました。**ただ、空腹時に内服すると吐き気を催してしまい、何か食べてから内服すると吐き気は軽くなるようでした。

その後も4週目までは毎週外来を受診して血液検査を受けましたが、最も心配していた血小板減少や貧血といった血液毒性はなく、無事に過ぎていきました。

2021年3月〜　副作用で2度の休薬

ニラパリブの内服にも慣れてきた投与開始8週目の血液検査のこと。13〜17万で推移していた血小板が10・7万と少し低下してきました。その翌週、投与開始9週目に採血を行うと、血小板は9・6万にまで低下しています。

血小板が10万以下まで低下した場合、ニラパリブは血小板数が回復するまで一旦休薬しなければならない決まりがあります。妻も2週間内服を中止しました。

休薬して2週間後の血液検査で血小板は18万まで回復し、ニラパリブ1日2カプセルの内服を再開しました。ところが、またしても9週間後に血小板は9・2万まで低下し、2度目の休薬をすることに。そして2週間内服を中止すると、再び血小板は19・1万へと回復しました。

血小板減少の副作用が2回出現した場合は、ニラパリブの投与量を一段階減量するよう添付文書で定められています。妻には投与量が多かったのでしょう。

点滴の抗がん剤は患者さんの体格や腎臓の機能によって一人ひとり細かく投与量が決定されます。これに対して内服の薬はそこまで細かい調整は行われません。ニラパリブは体重77キロを境に投与量が2段階に設定されているだけなのです。

点滴の抗がん剤投与を受けているときは、何度投与しても薬剤の減量を考慮しないといけないほどの血液毒性の副作用はみられませんでした。それほど、血液細胞の工場である妻の骨髄は頑丈だったのです。

とはいえ、50キロにも満たない小柄な妻が、77キロまでの患者さんと同じ1日2カプセルというのは無理があったのでしょう。

2021年6月～　しびれ、ホットフラッシュに効果があったこと

2021年6月下旬からニラパリブは1日1カプセルに減量して再開しました。その後は血小板数も安定し、休薬することなく内服を継続することができました。

投与量と投与時間を調整したことで、ニラパリブ維持療法の副作用は血中クレアチニンの軽度上昇と空腹時に内服したときの胃のムカムカぐらいになりました。副作用は軽いといってよく、これなら年単位に及ぶ長期間の維持療法を継続できそうでした。

婦人科外来の受診の間隔も1カ月ごとになり、さらには2カ月ごとに。妻にはニラパリブ維持療法が合っているようでした。この治療を選んで本当に良かったと思いました。

薬の副作用による食欲低下や味覚障害がなかったことは、本当にありがたく、食事は何でも食べることができました。ニラパリブ維持療法に入ってからは白血球・好中球の減少

は生じなかったので、刺身や寿司など生ものも解禁しました。

がん戦争を闘っていくには栄養状態を良くしておくことが欠かせませんから、十分な食事によるたんぱく質の摂取と、適度な運動による筋肉量の維持に努めました。卵巣がんと診断されてから週末のウォーキングがすっかり習慣になっていて、ニラパリブ維持療法開始後は距離を伸ばして1日7~8キロほど歩いていたと思います。気分が滅入りがちながん闘病生活において、散歩はとても効果的な気分転換でした。

ただ、昨年までの3剤併用の抗がん剤治療の爪痕は色濃く残っていました。ニラパリブには脱毛の副作用はありません。でも、ニラパリブ維持療法に治療が変わっても、2カ月ほどは妻の髪は全く伸びてきませんでした。2021年2月末頃からようやく産毛のような柔らかい毛がわずかに生えてきただけ。

鼻血の副作用が治まってきたのもその頃でした。手足のしびれの副作用は良くならず、むしろ強まっているのではないかと思うほどでした。主治医の先生が処方してくださった「牛車腎気丸《ごしゃじんきがん》」という漢方薬やビタミン剤の内服は続けていましたが、効果は乏しいようでした。

パクリタキセルによる末梢神経障害の副作用には本当に難渋することが多いのです。私自身も肺がん患者さんに多数投与してきましたが、月日の経過とともに徐々にしびれは軽くなることが多い一方、投与終了後も手足のしびれが続く患者さんもいます。

妻の場合、パクリタキセル終了から4カ月経った2021年4月の時点で手の親指や人差し指の曲げ伸ばしが困難となっていました。また、抗がん剤との因果関係はっきりしませんが、左手指に浮腫《むく》みがあり、指輪が入らなくなっていました。

そこで、試してみたのがお灸です。パクリタキセルの末梢神経障害に対して温灸の効果を検討した論文があったのです。

自宅でお灸を毎日しているうちに、「しびれが少し良くなった感じがする」と妻が言います。そのまま数カ月続けてみたところ、日常生活にも支障をきたしていた末梢神経障害は徐々に改善していきました。

半年ほど経つ頃には、手の指は自由に動かせるようになり、妻曰く手足のしびれも完全に消失した、とのこと。月日の経過によって自然に改善していった面もあるとは思いますが、お灸の効果も明らかに実感できました。

温灸についてははっきりとしたエビデンス（治療効果があるという科学的根拠）が証明

されているわけではなく、すべての患者さんに勧められるものではないかもしれません。ただ、パクリタキセルによる末梢神経障害に悩んでいる患者さんは試してみる価値はあると思います。

また、この頃、妻はホットフラッシュによる症状にも悩まされていました。これは手術で卵巣を摘出したことにより女性ホルモンであるエストロゲンが減少したためと思われました。自律神経の乱れにより、急なほてりや動悸、気分不良やイライラがしばしば表れるのです。

いろいろと調べた結果、エクオールを含むサプリメントを試してみることにしました。

エクオールとは大豆に含まれる大豆イソフラボンを腸内細菌が分解して産生される物質のこと。女性ホルモンであるエストロゲンと似た働きをします。

エクオールを含むサプリは非常に効果があり、飲み始めるとすぐにホットフラッシュの頻度が減り、数カ月後には全く症状がみられなくなりました。こうして**一つひとつ体の不調の原因に対処していくことで、がん治療の後遺症から解放されていった**のです。

昨年まで入退院を繰り返していたときと比べれば、状況は天と地ほど違います。

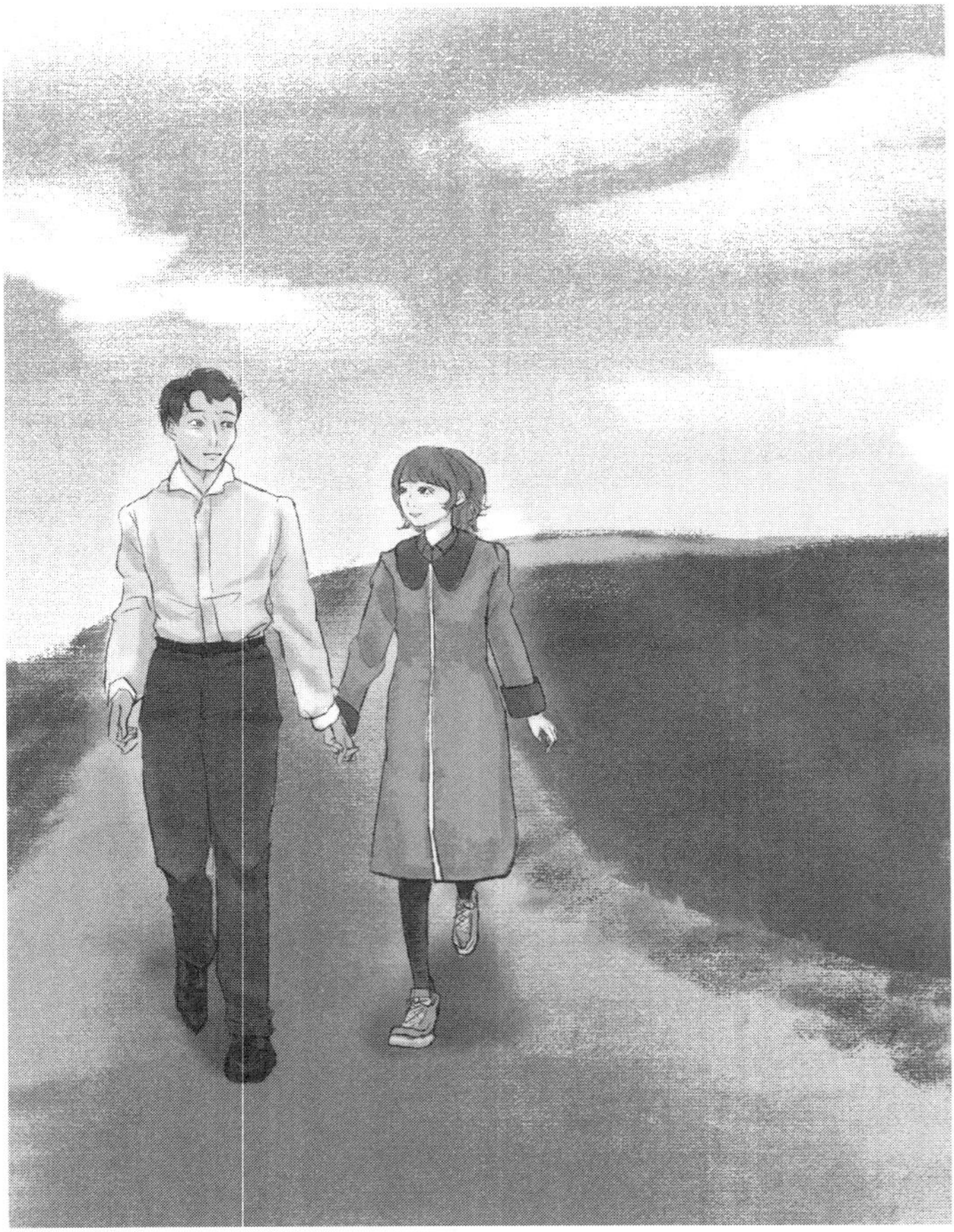

治癒というゴールはまだ見えないものの、昨年までは両端が切り立った崖の細い一本道を歩いているような状況でしたが、いまは少し道幅が広がった丘の上を歩んでいるよう。滑落して即命を落とすような局面は切り抜けました。

次の中間ゴールは、3年間のニラパリブ維持療法終了の時点です。ニラパリブ維持療法による予後延長戦はまだまだ続きます。体調良好でこの晴れ模様がずっと続きますようにと願いました。

2021年9月～　妻と2年ぶりに里帰り

2021年9月には遠く離れた妻の実家に数日間里帰りすることができました。発病後、初めての対面です。もっともがんになっていなくても、コロナ禍で県外への里帰りは難しかったのですが。

妻の進行がんが判明してから、私の人生観は180度変わりました。もともとは目先のことよりも長期的に考えて行動したい、慎重な性格だったと思います。でも、全く想定していなかった日々を何とか一日一日過ごしているうちに、いまを大事にしなければならない、明日明後日どうなっているかは誰にも分からない、ましてや先のことなど人生何でも起こり得るんだ、と強く感じるようになりました。

このときの里帰りも、まだコロナ禍で、デルタ株という変異株が流行していましたから、悩みました。でも延期すればコロナが終息するのかは分かりません。そのときに妻の病状や体調がどうなっているのかも分かりません。

逆縁だけはどうしても避けたい、元気に過ごしている妻と妻の両親との対面を実現させるのは夫としての責務です。

ならば結論は1つ。行くしかありません。

ということで、多くの県で緊急事態宣言が発令され、不要不急の県外への移動の自粛が要請されていましたが、我が家もがん戦争で非常事態のさなかですから、勘弁いただくほかないと決行しました。公共交通機関を避けて、自家用車で700キロの道のりを行く計画です。ところが、です。出発予定日あたりに今度は台風が接近してきたのです。妻も妻の両親も反対しましたが、天気予報を何度も見ながらあれこれ考え、私は行けると判断しました。

当時ニラパリブは冷蔵保存が必要で、自宅では冷蔵庫に入れて薬を保管していたので、保冷材を詰めたクーラーボックスにニラパリブを入れて、車で700キロの移送です。約2年ぶりの妻と両親との再会でした。私は1つ大きな肩の荷が下りて、心底ほっとしました。

2021年11月～ ステージ上で歌う妻は輝いていた

2021年11月には妻は国民文化祭のイベントに参加して、大好きなフレンチポップスを歌いました。ホールは大勢のお客さんであふれかえっています。

1曲目にシルヴィ・ヴァルタンの『あなたのとりこ』を歌っている姿を客席から見たときは感慨無量でした。がんと分かってからの1年半のことが走馬灯のように想い出されました。

本当にいろいろなことがありました。妻の異変が分かって、真夜中の真っ暗闇のなか大海原に一艘の小舟で放り出されたような状況のときには、この先どうなっていくのだろうと不安しかなく、未来が全く見通せませんでした。一日一日を過ごすのが精いっぱいでした。

手術が終わって少し見通しが立ってきたあとも、昨年はずっと入退院を繰り返していて、とてもこのようなイベントに参加できる状態ではありませんでした。でも、この頃には完全に抜け落ちていたまつ毛や眉毛はほぼ元に戻っていました。

余命2カ月の状態から本当によくここまで来られたな……。髪はまだ十分ではなくウィッグをつけてのステージでしたが、大勢の人の前で歌っている姿は私にとって不死鳥を連想させ、復活を強く印象づけました。

発覚から4年

2023年1月　最も再発しやすい時期を乗り越えた

2020年12月末に3剤併用の抗がん剤治療を終了し、ニラパリブによる維持療法を始めて、2年が経ちました。2カ月おきの外来受診は続いていて、腫瘍マーカーはCA125、CA19‐9ともに一桁で安定し、体調は落ち着いています。

卵巣がんの場合、最も再発しやすい時期といわれる「初回の抗がん剤治療終了後2年以内」を無事にクリアできました。治癒という最終ゴールに続く一本道の上を歩むことはできていそうです。それも、なだらかな丘の上の一本道を歩いているような印象に変わってきました。

次の目標は、あと1年、ニラパリブ1日1錠を継続すること。妻にはニラパリブが合っていたのでしょう。毎日無事に過ごせていることに感謝しました。

2024年1月　延長戦の終わり

ついに、妻は3年間のニラパリブ維持療法を終えました。

2024年5月　4年生存率50%を無事に通過

卵巣がんの発病から丸4年。妻の体調は落ち着いています。

4年生存率50%を無再発で無事に通過できたのは、ひとえに発展目覚ましい医療の恩恵を享受できたおかげです。主治医の先生はじめ、日本赤十字社和歌山医療センターのスタッフの方々には本当にお世話になりました。心から感謝申し上げます。

ここまで、できることはすべてして、生き抜いてきました。若くしてがんを発症したことは運が良いとはいえませんが、その後の巡り合わせが良かったということに関しては妻は強運だと思います。やれることはすべてやってきたのだから、人智を超えた部分は、運に託し、願うしかありません。

妻と私の１４６０日の「実況中継」は以上になります。

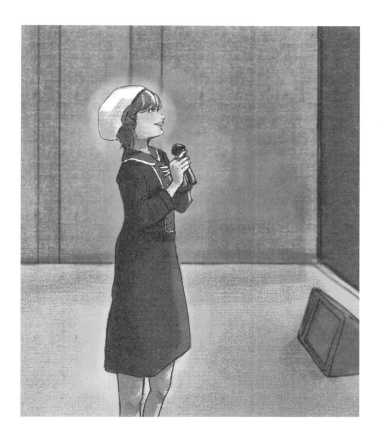

がんサバイバーからのメッセージ④

「抗がん剤治療と本――ページめくるも多生の縁」

青天の霹靂でしたが、感傷に浸る間もなく闘病生活がスタートしました。

抗がん剤治療と手術。どんなふうに進んでいくのだろう。先生のお答えに、目の前がくらくらしました。

点滴で約7時間かけて複数の抗がん剤を投与。これを3週間おきに計4回行い、腫瘍を小さくする。そして手術。手術後も同じように抗がん剤投与を計6回。それが終了したら、再発を防ぐための維持療法を続ける。

はっきりとイメージがわかないほど横綱級の治療のようでした。

自分は耐えられるのだろうか、無事手術を受けられるのだろうか、そもそも薬は効いてくれるのか……。副作用は……、髪も抜けるのだろうな……。

のんきな私も、さすがにどうしたらいいか分からなくなりました。

と、そのときです。

「いちどに道路ぜんぶのことを考えてはいかん、わかるかな？　つぎの一歩のことだけ、つぎのひと呼吸のことだけ、つぎのひとはきのことだけを考えるんだ。いつもただつぎのことだけをな。」

ふっとこんな声が響いてきました。

あっ、これは……。

子ども頃に読んだ、『モモ』（ミヒャエル・エンデ作　大島かおり訳　岩波書店　１９７６年）の一節です。じゃあその声は、ベッポ？

「ひょっと気がついたときには、一歩一歩すすんできた道路がぜんぶ終わっとる。どうやってやりとげたかは、じぶんでもわからん。」

主人公モモの親友で、道路清掃を生業にしているベッポが、モモに仕事の極意を静かに説く場面でした。

「これがだいじなんだ。」

そうか、ベッポ、そうだよね！　ありがとう！

スーッと気持ちが落ち着き、何十年ぶりかで再会したベッポに心の中でお礼を言いました。そして彼の言葉どおり、私は一歩一歩治療を受け、2024年1月に無事すべての治療を完了し、現在、再発もなく寛解を維持しています。

あのとき、なぜベッポは来てくれたのでしょうか。確かに『モモ』は子どものときに出会った大切な物語で、わくわく、ドキドキしながら読んだのを覚えています。でもベッポの言葉を常に心に留めておいたわけではありません。それなのに、私の窮地を放っておけず、時空を超えて飛んできてくれたのでしょうか。

私たちはいつの間にか、効率最優先の生活を送っているような気がします。何かといえばスマホで躍起になって検索する情報も、すぐに使えるかどうかが判断の基準となっていることがほとんどでしょう。でも子どもの頃に夢中になって読んだ本たちは、そんな基準で選んだものではないはずです。

本を通して出会った言葉や文章の数々は、実は、いつも自分のそばにいて見守っていてくれるのかもしれません。普段は隠れていても、本当に必要なとき、ここぞというときに、ベッポのようにそっと助けに来てくれるような気がします。

ページをめくって生まれる出会い、それは小さいようでいて、とても大きな縁なのではないでしょうか。この本を手に取り、ページをめくってくださったあなたとのご縁のように。

Q15 がんに効く食事療法はあるの？

──A 食事だけでがんが消えることはありません

インターネットや書籍でがんに効く食事について調べると、たくさんの情報が見つかります。がん患者さんは食事療法をすべきでしょうか？

結論からいえば、食事療法はしてもしなくてもよいと考えます。

なぜなら、食事だけでがんは消えないから。そんなに甘い病気ではありません。

妻のがんをきっかけにがんの食事療法についても改めて調べましたが、どれも実践しませんでした。そもそも我が家は非常に栄養バランスのとれた妻の手料理を食べてきたのです。それでも40代でがんになったのですから、がんに効く食事なんてないのだと思います。

がんに効くとされている食事は、がんにならないための食事であることが多いです。同じように、がんによくないと紹介されている食品も、がんの発生を防ぐという点から主張されていることが多いです。

すでにがんになった以上、がんにならないための食事は何の意味も持ちません。特に進行がんでは、食事療法にかけているゆとりはありません。

野球に例えると、早期がんは1回裏1対0で負けているくらいの状況で、まだまだ寿命に余裕があります。いろいろな作戦を試す余地もあり、ご自身の信じる食事療法を実践してみてもよいと思います。一方、進行がんは、試合の終盤7回裏や8回裏で10点近くもの大差で負けているような状況です。即座に有効な対策を打たないと、試合終了で命を落としてしまいます。

食生活に気をつけることは、野球でいうところの送りバントのようなもの。がんとの真剣勝負を有利に進められる可能性は秘めていますが、大量得点は期待できません。一気に形勢逆転するには標準治療が必須であり、食事はあくまでもそのサポート役です。

食事だけでがんが消えることはありませんが、手術・放射線・抗がん剤の三本柱からなるがん治療に耐えられるだけの**体力を保つという意味で、食事は大切**です。がん患者さんに過度な食事制限を強いるような食事療法もときに見聞きしますが、かえって体を衰弱させる恐れがあり、到底賛同できません。

Q16 がん治療を有利に進めるための食事とは?
――A たんぱく源は積極的に。バランスの良い食事が一番です

食事が大切なのは、がん治療に耐えられるだけの体力を保つため。つまり、栄養状態を少しでも良くするため、です。

そこで指標となるのが、血液検査の「**アルブミン**」です。

私も1000人以上の肺がん患者さんを診療してきたなか、アルブミンの数値は常に気にかけています。進行がんの患者さんでも抗がん剤がよく効いてがんが縮小し全身状態が上向いてくると、アルブミンの数値も上昇してくるのです。

抗がん剤に限らず、ほとんどの薬は血液中でアルブミンと一定の割合で結合します。実は、アルブミンと結合していない薬が薬効をもたらすのですが、一定の割合でアルブミンと結合している薬が存在することで、薬の効きすぎを防ぎ、効果と副作用のバランスをとってくれています。

ところが、栄養状態が悪く、血液中のアルブミンの量が少ないと、薬が血液中でアルブミンとほとんど結合できず、結合していない薬が増える可能性があります。すると、想定よりも薬が強く効きすぎて、**副作用が強く出る恐れがある**のです。

進行がんの患者さんでは、がん細胞に体の栄養を奪われて消耗したり、がん細胞が分泌する異常な物質によって代謝が阻害されたりする「がん性悪液質」や食欲低下などさまざまな要因により、血液中のアルブミンは低下しやすいものです。ですが、アルブミンの数値が低くていいことは何もありません。

アルブミン値を保つには、原料となるたんぱく源の摂取が欠かせません。やはり肉・魚・卵などが手っ取り早く、理に適っています。

がん性悪液質による消耗を防ぐために、十分なたんぱく質をとって、体重減少や筋肉の減少を防ぐことが闘病において重要です。そして、生命維持に欠かせないビタミン類やミネラルを野菜や果物、海藻類からとること。

結局はバランスの良い食事が最も理想的です。手術にせよ抗がん剤にせよがん治療は体力勝負ですから、極端な食事制限を伴う食事療法はかえって危険だと思います。

Q17 治療の副作用で食べられないときには？

――A アイス、栄養ゼリーなど食べられるものを食べましょう

バランスの良い食事が理想とはいえ、「シスプラチン」などのプラチナ系の抗がん剤と他の細胞障害性抗がん剤を組み合わせて使う併用治療では、食欲低下や吐き気、胃のムカムカ感といった副作用が強めに出ることが多いです。

温かい白米や焼き魚のにおいが苦手になり、ウッと吐きそうになる。そんな悩みもよく聞きます。味覚障害を訴える患者さんもいます。こうした患者さんの場合、味の濃いものが好まれ、**カップラーメンなら食べられる、ということも**。肉・魚や白米が食べられず、カップ麺なら食べられるのなら、卵を落として食べれば、たんぱく源をプラスできます。

炊き立ての白米のにおいがダメで、冷やご飯やうどん・そうめんをよく食べている方もいます。意外なところでは**アイスクリームもお勧め**です。アイスクリームは乳脂肪分が多く、少ししか食べられなくてもカロリーをとりやすいのです。

また、焼き魚のにおいがダメでも刺身なら食べられそう、という患者さんも。刺身なら、

カツオやマグロが高たんぱくで、貧血に効果的な鉄分も多く含まれています。ただし、生魚は主治医によって見解が分かれるので、事前に確認したほうが安心です。

がん患者さんは免疫力が落ちているほか、抗がん剤の副作用で白血球が減少すると細菌感染やウイルス感染を起こしやすくなります。新鮮な刺身なら感染性腸炎を起こすリスクは高くないと思いますが、白血球の減少時には注意するに越したことはありません。生牡蠣など**貝類の生食や生卵は、抗がん剤治療中は控えたほうがよい**と思います。私たち夫婦も抗がん剤治療のスケジュールが遅れるのは避けたかったので、3種類の抗がん剤の併用治療中は刺身も寿司も食べませんでした。

もう1つ、控えていたのがニンニクです。妻はベバシズマブという血管新生阻害薬（抗がん剤）の投与を受けていて、その副作用で毎日鼻血が出ていました。ニンニクには出血しやすくなる作用があるので避けたのです。

その他、抗がん剤の副作用で食欲が落ちる方、口内炎ができて食べにくいという方も少なくありません。その場合は、とにかく食べられそうなものを食べましょう。固形・ゼリー状・液体などの栄養補助食品を頼るのも1つの方法です。

Q18 闘病記を読むときに気をつけたほうがいいことは？

──A 必ずチェックしてほしいことが2つあります

突然がんと宣告されてパニックになっている患者さん、今後の見通しに大きな不安を抱えているがん患者さんやご家族が、他の人の闘病記を読みたくなる気持ちはよく分かります。私も妻が進行がんと診断されてから、本やブログなどたくさんの闘病記を読みました。がんの闘病記を読むうえで、必ずチェックしてほしいポイントが2つあります。

1つは、病気が本当に「がん」かどうかということです。

「え？」と思うかもしれませんが、病名があいまいにしか書かれていない、あるいはがんであっても、どこのがんなのか書かれていない闘病記があります。**「腫瘍＝がん」ではないこと**も要注意です。「悪性腫瘍＝がん」ですが、腫瘍という言い方には良性腫瘍も含まれます。

私の妻の病名は卵巣がんで卵巣の悪性腫瘍ですが、卵巣腫瘍の約90％は良性です。良性腫瘍は命に関わることは少なく、手術で取ってしまえば治療は終わり、あるいは、手術自体不要なことも多いです。炎症性偽腫瘍などの良性腫瘍では、自然に縮小して消えてしまうこともあります。

これを悪性腫瘍であるがんと一緒くたにして、「腫瘍が消えた」とうたっている情報源もあり、注意が必要です。がん患者さんが、がんではない人の闘病記を読んでも、何の参考にもなりません。かえって、放置しても大丈夫だなどと、誤った方向に考えが引っ張られる恐れもあります。

診断名ががんであること、そして肺がんや胃がんなど、どこの臓器のがんなのかも必ずチェックしてください。

次にがんのステージの確認に進みます。ステージの記載がない闘病記は結構あります。がんと一口に言っても、どこの臓器の、どんなステージのがんかによって深刻度は全く違います。

例えば、早期がんの患者さんの闘病記で、抗がん剤を否定する意見が書いてあったとしても、その患者さんにはそもそも抗がん剤が不要なだけかもしれません。抗がん剤治療を必要とする進行がん患者さんがそのまま鵜呑みにすると危険です。

もしステージの記載がなければ、転移があったのかを調べましょう。他の臓器に転移があれば、ステージⅣで最も深刻な病状だと考えられます。

闘病記の内容とご自身の置かれている状況をリンクさせるには、同じ病名、似たようなステージの人が書いた本やブログがあるか、探してみるとよいでしょう。

2つめのチェックしてほしいポイントは、標準治療を受けているかどうかです。

つまり、手術、放射線、抗がん剤といった治療を受けているかどうか。

日本では、**1年間に100万人の方が新たにがんを発病しています。**このうち大半の方が標準治療を受けていますが、一方で闘病の様子を世間に情報発信している患者さんは少数です。ご自身の闘病に専念しておられるということもあるでしょうし、標準治療で治療経過が良くても当たり前すぎて注目を集めない、本が売れないという側面もあると思います。

その結果、「がんを消す食事」「○○でがんが消えた」「私のがんが奇跡的に治った秘訣」というようなセンセーショナルな見出しの本やインターネット記事のほうが目立ってしまうのです。

実は、このような闘病記でもよく読めば、標準治療を受けていることが少なくありません。専門家の立場からすれば、あなたのがんはその食事療法や生活習慣、民間療法のおかげで良くなったのではなく、標準治療を受けたからこそ経過良好なのですよ、と読み取れることが多々あります。

がんに効く秘訣として著者が主張しているアピールポイントの隅っこで、手術を受けたとか、抗がん剤治療をしたとか、さらっと書かれていることも多いのです。この点を注意深く頭に入れつつ読み進めて、試してみたい食事療法や民間療法があれば、それもありだと思います。

がん患者さんやご家族は不安でたまらないときも多いでしょう。私は一概に標準治療以外を否定するつもりはありません。民間医療や補完代替医療、食事療法、信仰といったものは、いわばラーメンの味付けのようなもの。味噌でもしょう油でも豚骨でも、何味でもご自身の好きな味付けで美味しく食べられればよいのです。ただ、麺がなければラーメンとは呼べません。がん治療においては、標準治療こそが麺です。標準治療が入っていなければ、それはがん治療とは呼べません。

本当に病名ががんで、標準治療も受けている患者さんの闘病記であれば、病気の先輩からのメッセージとして、あなたの心に響くこともきっとあるでしょう。上手に闘病記を活用して、ご自身、ご家族の闘病にぜひ役立てていただけたらと思います。

Q19 再発という恐怖と闘うなか、家族にできることとは?

――A できる限り自然体で、ただそばにいることだと思います

がんと診断されると、特に進行がんであれば、あとどれくらい生きられるのか、どうしても考えてしまいます。

がんが完治したかどうかは神のみぞ知る領域で、誰にも分かりません。無再発で過ぎた時間だけが、その確証を高めてくれます。がん治療が一段落して経過観察に入ったとしても、それはいつ終わるともしれない延長戦に突入したようなもので、再発という恐怖を拭いきることは困難です。

このような状況のなか、家族にできることは何でしょうか。

私は、**寄り添う**ことに尽きると思います。潜在的に不安が消えることのないがん患者さんのそばにいること。できる限り**自然体で接する**ことです。

無関心もよくありませんが、過干渉もよくありません。がん患者さんはもう十分に闘病しており、過度な励ましはやめたほうがよいでしょう。「頑張れ」は禁句なことも多いと感じます。

一方で、がん患者さんの家族は「第2の患者」ともいわれます。

家族も大きな不安やストレスを抱えています。病状に対する不安だけではなく、看病をしながらこれまでどおり仕事が続けられるのかという不安、治療費を含めた経済的な不安、将来が予測できない不安、家庭内での役割分担が変わったことによる重圧、自分は何もしてあげられないという無力感など、問題は多岐にわたります。

同居家族であれば、がん患者さん本人と家族という第2の患者が一緒に暮らしていることとなり、家族のがん発病をきっかけに渦巻く不安やストレスが爆発して家庭が崩壊することも決して珍しくありません。別居家族であれば、過干渉が問題になることがあります。がん患者さんのご家族は、自分が第2の患者であるという認識をもったうえで、なかなか難しいとは思いますが、ご自身のメンタルケアもどうか大事になさってください。

Q20 がん患者さんは何を頼りにしたらよいの？

――A 家族、友人以外の第三者に心の内を話してみませんか

がん患者さんやその家族にとって、「がんが治りました。絶対に大丈夫です！」という言葉が聞ければ、これほどうれしいことはないと思います。

でも、医師は「絶対に大丈夫」とは言ってくれません。

治療経過の良い患者さんであれば、「完治している可能性が高そうだ」と思うことはあっても、100％再発しないかと問われれば、それは主治医にも誰にも分からないのです。

病気の治療は医師に頼ってよいですが、精神的なケアを主治医に期待するのは難しい側

面があります。メンタル面の不調は誰かに話せる環境があると望ましいですが、主治医にその役割は期待しにくいかもしれません。

では家族はというと、一番の味方になってくれる可能性が高いですが、家族も第2の患者であり、不安やストレスで余裕がなかったり、距離が近すぎたりして、逆に話しにくいこともあるかもしれません。友人も、親しさからくる遠慮のなさで、精神的に弱っているときには、かえって傷つけられる言動を受けることもあります。

こういった場合には、関係性の深くない第三者に思い切って話してみるのも一法です。具体的な解決法はなくとも、話すだけで気持ちが楽になることもあります。病院であれば、外来や病棟で関わりのある看護師、公認心理師・臨床心理士、緩和ケアチーム、がん相談支援センター、心療内科・精神科などで相談や話す場を設けることができます。

このうち、**がん相談支援センター**は、がん患者さんにはぜひ知っておいてほしい場所。全国のがん診療連携拠点病院や小児がん拠点病院、地域がん診療病院に設置されている、がんに関する相談窓口です。

看護師やソーシャルワーカーが相談員として常駐していて、誰でも無料・匿名で利用できます。がん患者さん本人だけでなく、ご家族も、その病院で治療を受けていない人も利用できます。

また、同じ病気の人が集まる**患者会**に参加して話を聞いてもらうこともお勧めです。主治医から絶対に大丈夫という言質を取るのが難しいなかで、何か心の拠り所があればいいなと思います。がんそのものへの治療効果はないにしても、民間医療や信仰にも役割が期待できるところはあるかもしれません。ただ、民間医療には悪質な高額ビジネスも存在するので、そこはよく吟味してください。

病気のことを忘れてしまうくらい、没頭できる趣味があれば、どんな代替補完医療よりも優れたヒーリング効果が得られるように思います。

第5章

がん患者家族となった がん専門医から、あなたへ

病状が好転してからのほうがつらかった

２０２０年５月に妻が進行した卵巣がんと診断され、最初の数カ月はあまりの衝撃でその日その日を過ごすのがやっとの状態でした。全く笑えず、記憶も断片的にしかありません。幸い初期治療が効いて、何とか治療が軌道に乗ってきたあとも、「術前化学療法→手術→術後化学療法」の時期は、まるで切り立った崖の上の一本道をひたすら歩いているようで、一歩踏み外せば即滑落死するような緊張感が付きまとっていました。

私は総合病院で呼吸器内科医として働いています。年間延べ２０００人余りの外来診療を行い、そのうち半数ほどが肺がんの患者さんです。

肺がん患者さんの場合、まず外来を受診され、肺がんが疑われれば気管支鏡検査など生検のための検査を行います。その結果、肺がんと診断がつけば、全身の画像検査を行い、ステージを判定。ステージⅠ・Ⅱであれば通常は手術が行われます。手術（＋術後化学療法）によって完治が見込める段階で、この場合は気管支鏡検査のあとは呼吸器外科の先生に紹介となり、呼吸器内科の役目は終了です。

一方、ステージⅢになると手術で完全切除することが難しくなります。それでも放射線治療と細胞障害性抗がん剤の同時併用のあと、1年間免疫チェックポイント阻害薬の維持療法を行えば、3～4割の確率ですが完治が期待できます。

さらにステージⅣで、がんが肺以外の臓器に転移している段階になってくると、抗がん剤治療が中心となりますが、どんな薬を使っても完治は難しく、延命が治療の目的となってきます。

肺がん患者さんの3人に1人は病気が見つかったときにはすでにステージⅣの状態です。ステージⅢ・Ⅳの進行がんや手術後に再発した肺がん患者さんを呼吸器内科では主に診ています。

妻の闘病を見守りながらの診療は、本当につらい日々でした。

病状の重い肺がん患者さんが常にいる職場で、院内では外来・病棟あらゆるところで「がん」という言葉が飛び交っていました。「がん」という言葉が聞こえてくるたび、耳を塞ぎたい気持ちでした。

最初の頃はまだよかったのです。進行した卵巣がんであることが分かり、抗がん剤治療の効果が出始めるまでは、茫然自失の状態だったのか、記憶も断片的でつらかったのかどうかも正直よく覚えていません。感情を失くしてしまっていたのかもしれません。それでも仕事は通常どおり続けていて、特に大きな問題は発生しなかったので、それまで培ってきた知識と技術で何とか凌いでいたのだと思います。

むしろ日々の診療がつらいと感じるようになったのは、妻の病状が少し好転してきてからです。最初は真っ暗闇の大海原に一艘の小舟で放り出されたようなもので、周りから隔絶されて何も見えていませんでした。でも、一日一日を必死に生きていくうちに状況が少し好転してくると、霧が晴れたように周りが見えるようになってきたのです。

すると、断崖の一本道をがん患者さんが皆歩いているように感じられました。

自分たちと同じ一本道を必死に歩いている患者さんが滑落して命を落としそうになる姿を見るたびに心が痛み、次は私たち夫妻の番かもしれない……と怯えました。自分自身も妻と一緒に切り立った崖の一本道を進んでいるときに、他の誰かが滑落しそうになれば手を差し伸べることができるのだろうか、手を差し伸べれば我々も滑落してしまうのではないか……。そんな不安が渦巻いていました。やはり、家族も第2の患者なのです。

朝起きて職場に行くと、そんな私の不安はお構いなしに、進行肺がんの患者さんが次々と紹介されて来られます。私の精神は極限の状態でした。家庭でも職場でも常にがんのことが頭にある状態でした。進行がんの家族を抱えてたくさんの進行がんの患者さんと接しなければならない職場環境は、毎日拷問そのものに思われました。呼吸器内科医としての限界を感じることも多かったです。

どうしてこんな道に進んだのだろう、せめて循環器内科や腎臓内科など普段がん患者さんとあまり接しない科を専門にすればよかった……と思うこともありました。

でも、私ががん診療を専門にしていたことは妻にとってはいくらかプラスに働いたとは思います。自らの手で迅速に診断を進めることができましたし、抗がん剤や治療方針に関してアドバイスすることもできました。**今日のがん治療はあまりに複雑で、医師免許を持っていてもがん診療に携わらない診療科が専門であれば、がんを患った人に助言するのは難しいように思います。**

エコーガイド下経皮針生検で迅速に卵巣がんと診断に至ったのはいろいろな偶然が重なった結果でした。妻が私の勤務していた病院に受診していたおかげで、私は患者の家族という立場から妻の診療・検査を行う医師に一瞬にして変化することができました。卵巣の経皮針生検も医師であれば誰でもできる手技ではありません。

たまたま私には胸部の経皮針生検の技術があり、それを応用してみようと思いました。やったことのない専門外の手技を即断で実施してみようと決断することは無謀の極みともいえますが、彼女の夫はそういう人であったということです。

さらに夫の医師としての力量もよく知らないのに、突然の申し出を承諾して痛い検査を妻は受けてくれました。この結果、2～3週間ほど抗がん剤治療の開始を早めることができました。無治療なら余命2カ月程度と予想される患者にとって、2～3週間はとてつもなく貴重な時間です。

妻がどう評価するかは分かりませんが、自らの手で時間を巻き戻したことが普段は昼行灯な夫の最大の功績ではないかと思っています。

２０２０年5月15日は私の中では間違いなくこれまでの人生で一番のハイライトです。

ときに吐き気やめまい、動悸、呼吸困難を催しながら診療を続けていましたが、がん患者さんの診療がつらいとはがんを患っている妻には言えませんでした。

２０１９年時点で肺がんは罹患数（1年間に新たにがんと診断された患者数）では第2位のがんで、死亡数は第1位で国内で年間7万5千人以上が亡くなっています。がん情報サービスのウェブサイトをみると、肺がんと診断されたときの平均年齢は70歳。乳がんや子宮がん、卵巣がんなど女性特有のがんは若くして発症することがあるとはいえ、卵巣がんの診断時の平均年齢は58歳です。妻はそれよりも10歳以上若く発病しました。**生涯で2人に1人はがんにかかるといわれますが、40代で女性ががんになる確率は4・1％と推計されています。**自分自身や妻がいつかがんになるかもしれないと漠然と考えたことはありましたが、それはずっと先の話で、まさか現役医師として働いているときに妻ががんになるなんて全く想定していませんでした。

いったいなぜこんな運命なのか。

不遜ながら一度神仏にお会いして話を聞いてみたいと思いました。しかし、何度問いかけても神仏から答えは得られませんでした。

これが天命なのか。

とはいっても、目の前のたくさんの患者さんはどうするのでしょう。妻の病状が悪化すれば私の診療意欲はゼロになることが予想されたので、不遜かもしれませんが多くの患者さんのためにもどうか妻を助けてくださいと神仏にお願いしました。

患者家族になったら、話し方も診療内容も変わった

私の診療は妻の発がんを機に一変しました。患者さんと向き合う姿勢と診療内容の2点で大きく変化したように思います。

患者さんと医療者とのコミュニケーションでは傾聴や共感が重要と医学部の学生時代に習います。限られた外来・入院診療の時間ですが、特に進行がんなど病状の重い患者さんに対しては、できる限り傾聴と共感に努めてきたつもりです。

ただ妻の発がん後、傾聴はできても共感ができない場面が出てきました。

例えば肺がんと診断される患者さんは70~80代の方が多く、この年代の患者さんが「もっと生きたい」「何とかなりませんか」などとおっしゃった場合、「妻より20年、30年以上長生きでいらっしゃる、この年齢でがんになるのは自然の摂理といえますよ」とつい思って

しまうのです。

50～60代での発がんは若い部類に入りますが、それでも妻よりは10歳も上ですから、以前のように「若くして発がんされて……」とは思えなくなってしまいました。

また、以前はがんと宣告された患者さんの心理に配慮して、オブラートに包んでやんわりと病状を説明することが多かったのですが、自分ががん患者の家族となってからは、はっきり事実を説明することが多くなりました。

例えば、喫煙が原因と思われる組織型の肺がんでは、そのことをありのままに説明するようになりました。進行がんの患者さんであっても、無治療の場合に予想される余命はどのぐらいか、抗がん剤治療を行った場合にどれくらい余命が延びると思われるかなど、厳しい病状をそのまま伝えるようになりました。

自分自身ががん患者の家族という立場になってよく分かったのです。やんわりと病状を説明されたところで、がんと宣告されれば大きなショックを受けることは変わりないのだ、と。

なぜ発がんしたのか分からず天命というほかないならば、考えても仕方ありません。到底受け入れ難くても、事実が変わらないのなら、不承不承受け止めていただくしかありません。そのうえでできる限りのがん治療を考えていくので、人智を超えた事柄に関しては自分で折り合いをつけてくださいというのが、私の患者さんに対して向き合う姿勢となっていきました。

突き放した態度に感じられるかもしれませんが、「はっきりありのままのことが聞けてよかった」とおっしゃる患者さんも少なからずおられます。主治医を変えてほしいといったクレームが来たことはありません。

その一方で、患者さんとの距離は近くなったように感じます。がん戦争の戦場でいわば同志であり、妻より先に発病している患者さんは先輩となりました。腫瘍マーカーの少しの増減に一喜一憂する気持ちも本当によく分かるようになり、がん戦争の同志や先輩と喜怒哀楽を共有できる場面は増えました。

自分が主治医として診療している患者さんに、妻もがんで闘病中であることを話したことはほとんどありませんが、立ち直れないほど大きな衝撃を心に受けたもの同士、自然と相通ずるものがあるのかもしれません。

効果とリスクの天秤が変わった

診療内容も大きく変わりました。

ＥＢＭ（Evidence-Based Medicine＝科学的根拠に基づいた医療）が１９９０年代に提唱され、昨今ではがんに限らず多くの病気で診断・治療の指針となるガイドラインが専門家によって策定されています。どんな病気でも基本的にはガイドラインに沿って診療を進めていくので、病気の治療は一人の医師の思いつきで決めているわけではなく、病院や医師ごとに大きな違いはないはずです。

肺がんに関しては「肺癌診療ガイドライン」が毎年更新のうえ発刊されています。私もこのガイドラインに則って治療を行ってきました。

ただ、ガイドラインはあくまで医学的根拠のある治療方法しか記載されていません。例えばステージⅣの肺がんは薬物治療の適応となりますが、完治はまず期待し難いので、最初に第一選択肢の抗がん剤投与（一次治療）を行い、再発すれば次の抗がん剤（二次治療）、さらに再発すれば別の抗がん剤（三次治療）と進んでいきます。

ガイドラインで記載があるのはせいぜい三次治療まで。 さらに再発した場合の四次治療以降は記載がありません。この時点ではっきりと効果が立証されている薬は使い終わったので、薬物治療を終了するのも1つの考え方ではあります。

ただ、現実には、まだ使用していない抗がん剤があれば、「効果があるかどうかは投与してみなければ分からないけれども」と前置きしたうえで、患者さんが治療継続を希望されて体力が許せば、これまでの経験から導き出した何らかの抗がん剤投与を行っていくことも多いです。

また、併存する病気のためにガイドラインに則った治療が困難なこともあります。肺がんで多いのは間質性肺炎を併発しているために、薬物療法が困難になるケースです。すべての薬は程度の差はあれ、間質性肺炎を悪化させるリスクがあります。もともと間質性肺炎がある患者さんでは抗がん剤投与により、間質性肺炎の急性増悪といって一気に呼吸不全を発症し、命に関わる事態を引き起こす可能性が高くなるのです。

呼吸器内科医はステージⅣ肺がんと診断した場合、併存する病気や体力、年齢などを考慮して、最善の抗がん剤治療を検討します。もしも抗がん剤はかえって副作用の危険性が高すぎて余命を縮める可能性が高いと判断すれば、抗がん剤治療は勧めないこともあります。薬の副作用の危険性を回避するハードルやどこまでとことん治療を行っていくかというハードルが妻の発がん後、大きく変わりました。

例えば、副作用で間質性肺炎が急性増悪する確率は3割だけれど、劇的にがんが小さくなる確率が5割の薬剤があったとしたら、どういう判断を下すでしょうか。副作用の危険が高すぎると判断され、使用しないのが大半の医師の考え方だと思います。私も従来はそう判断してきました。

ですが、患者さんの立場で考えると、劇的にがんが小さくなる確率が5割もあるのなら、それに賭けてみたいという患者さんは少なくないのではないでしょうか。がん患者の家族となった私にはこの薬はとても魅力的な選択肢に思えます。

実際にこれに近いケースがありました。間質性肺炎を合併したステージⅣの肺がん患者さんで、初回治療（一次治療）は間質性肺炎が悪化する確率の低い抗がん剤を使い、一旦、がんは縮小しました。ところが、半年後に急激に全身に転移が広がり、多発骨転移による強い痛みも出てきたのです。この患者さんはPD‐L1高発現という検査結果が出ていて、これは免疫チェックポイント阻害薬の効果が約50%の確率で期待できることを意味していました。ただ間質性肺炎が急性増悪する副作用の出現率も3割程度あります。もしも急性増悪した場合には一気に命に関わると考えられました。その一方で、抗がん剤治療を一切行わなければ、余命は2カ月程度と思われました。

以前の私なら、この患者さんには免疫チェックポイント阻害薬は危険すぎると判断し、選択肢として提案しなかったと思います。でも、がん患者の家族となった私はこの選択肢を患者さんとその家族に提示しました。副作用で命を落とす危険性も十分にご理解されたうえで、この患者さんは免疫チェックポイント阻害薬でのがん治療を希望されました。

そして実際に投与してみたところ、すぐに効果は表れ、全身に転移していた肺がんが劇的に縮小し、多発骨転移による痛みも消えたのです。ただ、11カ月後に間質性肺炎が急性増悪して、呼吸困難のために在宅酸素療法が必要となり、免疫チェックポイント阻害薬は中止となりました。最終的にそこから9カ月後にお亡くなりになったのですが、効果とリスクを天秤にかけつつも薬を使ったことで無治療の場合よりも1年半の延命が得られたと思われたケースでした。

投了が遅くなった

従来からの細胞障害性抗がん剤も種類が増えていますし、最近では分子標的薬や免疫チェックポイント阻害薬の開発も目覚ましく、抗がん剤治療はどんどん進化しています。でも、肺がんは薬だけでは完治は難しいことも事実です。

治療の選択肢が抗がん剤治療に限られることの多いステージⅣの肺がんの5年生存率は非小細胞肺がんで7・2%、小細胞肺がんで1・7%と非常に厳しい数字となっています（がん情報サービスより引用）。現在の医学水準ではステージⅣの肺がんは、将棋に例えると「勝利＝治癒」に至ることは難しく、どう治療を頑張っても詰んでいる状況といわざるを得ません。

呼吸器内科医としては何とか詰んでしまわないように、抗がん剤治療という一手を繰り出します。抗がん剤がどれくらい効くかは個人差がありますが、どんなによく効いた場合でもいずれ効かなくなるときが来ます。するとまた次の一手として別の抗がん剤を考えます。「肺癌診療ガイドライン」を参考に最善の一手を考え、打つ手がなくなった、つまり有効な抗がん剤が思いつかなくなったときが〝投了〟となり、緩和医療に専念していくことになります。

自分ががん患者の家族となってから、この〝投了〟のタイミングが遅くなり、何とか詰まないように最後の最後まで一手を考えるようになりました。がん患者さんやご家族が、仮に勝算が乏しい一手でも、何か打てる手段があるのならそれを試してみたいと希望される気持ちはよく分かります。

だんだん打つ手がなくなってくると、先ほど紹介したケースのようにハイリスク・ハイリターンな一手に賭けてしまわないといけないこともあります。医師としては躊躇するような一手でも、十分に患者さんと話し合い納得されればその治療を実施してみることが多くなりました。

なぜなら、**毎年のように新薬は開発されているので、何とか詰まないように生き延びていれば光明が射してくることもあるからです。**そのことをまさに実感したケースがありました。

2019年に進行肺がんと診断された患者さんです。腺がんという組織型で、遺伝子検査が陽性であればそれに適合する分子標的薬がよく効くことが期待されました。でも、この患者さんは当時調べることのできたＥＧＦＲやＡＬＫといった数種類の遺伝子検査はすべて陰性で、分子標的薬の対象にはなりませんでした。細胞障害性抗がん剤や免疫チェックポイント阻害薬による抗がん剤治療をいろいろ行い、がんの縮小や再発を繰り返しながら3年間が過ぎました。

ところが、２０２２年10月あたりから、薬への耐性を生じたのか、急激に全身転移が広がり、多発骨転移・肺転移・リンパ節転移が一気に出てきたのです。痛みや体調不良も強く、このままだと余命2カ月程度と予想される状態になりました。

がんの再発スピードは速く、次の一手の抗がん剤は即効性が求められます。でも、まだ使っていない薬で有効性が期待できるものは乏しい状況でした。ただ、この3年間で新たな遺伝子変異が発見され、それに適合する分子標的薬も発売されていたのです。

わずかな可能性に賭けて新たな遺伝子検査を行ってみると、ＭＥＴ遺伝子変異という検査が陽性でした。肺がんの約3％にしかみられない珍しい変異ですが、偶然にも陽性だったため、ＭＥＴ阻害薬という新しい分子標的薬を開始してみたところ、1週間後には嘘のように痛みが消え、食欲不振や体のだるさも改善しました。胸部レントゲンでは多発肺転移の影は明らかに小さくなっていました。

9回裏ツーアウト満塁から起死回生の同点満塁ホームランが飛び出したようなものです。絶体絶命の状況から、会心の一手により医学の進歩の恩恵を享受し、詰むことを免れたケースでした。

標準治療は〝並〟ではなく、最新・最適な治療

妻に進行卵巣がんが見つかったとき、精神的には非常に動揺しましたが、今後進むべき方針については「標準治療の一択」で迷いはありませんでした。妻は怒るかもしれませんが、それでダメなら是非に及ばず。仕方ありません。


標準治療は、英語では「ゴールドスタンダード」といいます。日本語では「標準」という言葉の響きから「並・中」の治療という印象を持たれ、もっと「上」「特上」の治療があるのではないかと思う人もいるようですが、それは誤りです。

大規模な臨床試験によって治療効果や安全性が確認され、医学的に最も推奨される治療

が、標準治療なのです。

大腸がんや胃がん、肺がん、卵巣がんなど各臓器のがんに対応した治療ガイドラインは、それぞれの病気の専門家たちが膨大な論文をもとに十分な議論・検討を行ったうえで作成されていて、がん診療においてはこれが標準治療となります。ガイドラインは定期的に見直され、私の専門の肺がんでは毎年最新版に更新されています。**ガイドラインに記載されている標準治療は、常にその時点の最適な治療法を反映しています。**つまり、標準治療は最新の治療法なのです。

ゴールドスタンダードのがん治療を誰もが受けやすい国

日本には国民皆保険という世界に誇れる素晴らしい制度があり、すべての標準治療には公的医療保険が適用されます。「公的保険が利く＝標準治療」と理解していただいて大丈夫です。

アメリカのように公的医療保険が十分に整備されていない国では、現役世代は原則として医療費は全額自己負担になります。個人で民間の医療保険に加入していなければ、高額の医療費を払うことができず、経済的な理由で満足な治療を受けられない人が一定数います。日本は貧富の差なく高水準の医療を受けやすい国であることは間違いありません。

公的保険が利くということは、がん患者、家族にとって、とてもありがたいことです。なぜなら、がん治療で使う薬は、非常に高額なものが多いのです。

2023年年始時点で、例えば細胞障害性抗がん剤に分類されるペメトレキセド（3~4週に1回点滴）は1回の薬代が約9~11万円、分子標的薬に分類されるベバシズマブ（2~4週に1回点滴）は1カ月の薬代が約10~14万円、タグリッソ80㎎錠（1日1錠内服）は1錠約2万円なので1カ月で約62万円、免疫チェックポイント阻害薬に分類されるオプジーボ（2~4週に1回点滴）は1カ月の薬代がなんと73万円ほどかかります。

これに公的医療保険が適用されるので、本人負担額は1~3割で済みます。といっても、現役世代では基本的に3割負担なので、毎月の薬代だけで数万~20万円以上かかる計算になり、「まだまだ高い」と思われる方がほとんどでしょう。

そこで、**日本にはもう1つ「高額療養費制度」という世界的にも珍しい制度があります。**

これは医療機関や薬局の窓口で支払う医療費が1カ月で一定の上限額を超えた場合、超過分の給付を受けられる制度です。あらかじめ「限度額適用認定証」の交付を受けていれば、所得に応じて設定された1カ月の上限額を超えて窓口で支払うことはなくなります。

公的医療保険と高額療養費制度を利用することで、非常に高額な抗がん剤治療を勧められても金銭的な問題で治療をあきらめなければならない患者さんは少なくなっていると思います。

手術や放射線治療など他のがん治療と比べて、抗がん剤治療は短くても数カ月、長ければ年単位で治療が続きます。妻もニラパリブ維持療法を3年間続けました。ニラパリブ（商品名ゼジューラ）は1錠約1万円で通常1日2錠内服する薬剤です。妻の場合は、1日1錠でしたが、1日1万円の薬を3年間と考えると……。治療費の面では、日本の公的補助の手厚さには本当に感謝しています。住んでいる国が違えば、望む治療を続けることはできなかったかもしれません。

「特別な治療」は、前例の少ない治療

標準治療こそが、専門家のお墨付きのある、手堅いテッパンの治療です。ですが、「標準治療ではない、もっと特別な治療を受けたい」と希望される患者さんがしばしばいらっしゃいます。これは、とてもリスクの高い考え方です。

医療は日々進歩しているとはいえ、それでもがんは克服されておらず、進行したステージのがんではガイドラインに記載されている標準治療の効果が十分でないように感じるかもしれません。ただ、それでもその治療が現時点では最適な治療なのです。

ときに著名人が標準治療ではない最先端の医療を受けているといったニュースや広告を見聞きすると、「もっと特上の治療があるのでは？」と不安になることもあるでしょう。がん患者の家族としてよく分かります。

ただ、そういった治療は臨床試験で医学的に効果が立証されているわけではありません。なおかつ、**同じ治療を受けている患者さんは少ないため、経験豊富な医師はいません。**

ちょっと想像してみてください。ほとんど誰も受けたことのない手術や抗がん剤治療

を、自ら進んで受けたいと思いますか？

ざっくばらんにいえば、実験台になるようなものです。自分だけ特別な治療を受けたいと考えるのは、裏を返せば、他の人はあまり受けていない治療を進んで受けるということ。そこに自分の命を懸けるのはリスクが高い割に得るものが少ない可能性が高いということを冷静に考えていただければと思います。

日本では、**効果の立証されている治療法はすべて公的医療保険の適用になっている**と考えていただいて構いません。ほんの10年ほど前まではがんの免疫治療といえば眉唾物でしたが、免疫チェックポイント阻害薬は臨床試験で治療効果が証明されたため、公的医療保険の適用となりました。これがいい例です。

逆に、免疫チェックポイント阻害薬と一部の免疫療法（ＣＡＲ－Ｔ細胞療法）以外の免疫療法は、いまだに公的医療保険の対象となっていません。自由診療で非常に高額な値段が設定されていることが多いですが、効果は立証されていないのです。

ところで、特別な治療といえば「先進医療」と呼ばれる治療があります。

例えば、重粒子線治療や陽子線治療、一部の抗がん剤など、対象のがんによっては保険適用とならず、先進医療とされているものがあります。「先進」という言葉の響きから、「標準治療より優れているのでは？」と考える方もいらっしゃるかもしれません。でも、これも誤りです。

先進医療の技術料は公的医療保険の対象外で、全額自己負担になります。先ほど、効果が立証されている治療法はすべて公的医療保険の適用になる、とお伝えしました。

つまり、**先進医療は、まだ効果は立証されていない新しい治療法なのです。公的医療保険の対象となるかどうかを検討している段階**の、開発途上の治療です。今後、効果が立証されれば標準治療となる可能性がある一方で、効果が立証されなければ廃れていきます。

現段階ではどちらに転ぶか分からない、効くかもしれないし効かないかもしれない治療なのです。先進医療は実は一種の賭けであることは頭の片隅に置いておいていただければと思います。

金額と効果は比例しません

効果が立証されていない治療法は、公的医療保険の対象とならず、自由診療（自費診療）となります。そして、得てして高額なことが多いです。結局のところ、ビジネスなのです。標準治療ではない治療法が気になった方は、その点を十分に肝に銘じたうえで考えてほしいと思います。

人間の心には「自分だけが助かりたい、成功したい」という欲望が潜んでいるのではないでしょうか。この点で高額自由診療ビジネスは治療を施す側と受ける側双方の利害が一致しています。治療を受ける側は「高額な費用を払っているのだから標準治療とは違う、自分は特別だ」という満足感が得られます。ただ、そんな満足感のために自分の命まで懸けなくてもいいのでは、と思うのです。

進行がんと診断されたときというのは、平時ではなく非常事態、有事です。非常事態や有事の際には、社会的地位や富、学歴などのステータスは意味をなしません。私は兵庫県出身で高校生のときに阪神淡路大震災を経験しました。私は被災しませんでしたが、知人から多くの体験談を聞きました。被災地には富裕層や社会的地位の高い人もたくさん住んでいましたが、避難所で炊き出しを受ける順番は、当然ですが地位や財産は全く関係なかったそうです。

有事には平時の常識や尺度は通用しません。特別な自分には標準治療ではない〝特上〟の治療があるはずだと思っても、そんなものはないのです。

専門家が吟味を重ねた最新・最善の治療である標準治療に公的医療保険が適用される日本では、どんなに大金を積んでも、これを凌駕する治療法はありません。

一般論として、値段が高くなると高品質のものが手に入ると考えられます。でも、例えば、高級車や高級時計・バッグなどは質のいい材料を使っているといっても限界がありま す。それは、そのブランドを所有しているというステータスにお金を払うのではないでしょうか。

こと医療に関しては、最新・最善の治療と考えられる標準治療の値段が決まっている以上、それを上回る金額を支払っても、より高い治療効果が得られるとは思えません。がんの自由診療としてよく見かける高濃度ビタミンCなどは原価はとても安いです。大金を費やして、普通の患者さんとは違う治療を受けているというステータスに浸れるだけではないでしょうか。

がん治療は、費やした金額に比例して効果が得られる世界ではないのです。

進行がんによる宣戦布告を受けたとき、どう向き合うかは個々の患者さんの意思に委ねられます。「がんと戦わない＝積極的にがん治療をしない」という選択をするのであれば、それはそれで尊重されるべきだと思います。ライフプランや人生観は人それぞれですから。

一方で、「がんと戦う＝がん治療を受ける」という意志があるのなら、標準治療を受けることをお勧めします。

効果の立証されていない治療を進めた結果、まるで芥川龍之介の小説『蜘蛛の糸』のように一本しかない生命の糸が切れてしまっては取り返しがつきません。

繰り返しになりますが、自分だけ助かりたいという考えはかえって裏目に出ます。がんと対峙したとき、皆と同じ治療を受けることが最も生き延びる可能性を高めてくれます。

なぜなら、大病という有事の前では人間は皆平等だからです。

社会的地位や富、学歴などのステータスがあるからといって、がんは特別扱いしてくれません。平時に成功している、自分に自信がある人ほど、特別な治療を求めた結果、標準治療を遠ざけて、かえって寿命を縮めてしまうリスクを抱えています。

公的医療保険の適用となっていない代替医療や先進医療は、臆病な性格の私にはデータのない、あるいはデータの不十分な治療としか思えず、怖くてとても受ける気にはなれません。それよりはがん戦争の先輩患者さんたちが残してくれた膨大な臨床データを礎として、同病の同志とともに標準治療を受けるほうが余程安心できると思います。

万人に有効な補完代替療法はない

がんについて調べると、民間療法や補完代替医療に関しても、インターネットや書籍で非常に多くの情報が氾濫しています。

補完代替医療とは、「一般的に従来の通常医療（現代西洋医学）とみなされていない、さまざまな医学・ヘルスケアシステム、施術、生成物質など」と定義されています。つまり、標準治療を補うために行われる医療（＝補完医療）、標準治療に替わって行われる医療（＝

代替医療）のことです。

日本緩和医療学会・緩和医療ガイドライン委員会が作成している「がんの補完代替療法クリニカル・エビデンス2016年版」では、健康食品・サプリ、マッサージ、アロマテラピー、運動療法、ホメオパシー、アニマルセラピー、リラクセーション、音楽療法、鍼灸治療、ヨガ、漢方薬、高濃度ビタミンC点滴療法についてメリットとデメリットが解説されています。

メリットとは、身体症状が改善するのか、精神症状が改善するのか、QOL（生活の質）が改善するのか、予後は改善するのかといったこと。デメリットとは、副作用はないのかということです。

これを読むと、がんが小さくなったり、治ったりする効能がある補完代替医療は存在しないことが分かります。**がんに伴う身体症状やがん治療の副作用を軽減する効能に関しても、ほとんどが効果不明で、万人に有効なものはない**と考えられます。運動療法や鍼灸治療など一部の補完代替医療でQOLの改善効果が期待できる可能性が言及されているのみです。

また、補完代替医療は効果がないと同時に副作用もないことが多いですが、**健康食品やサプリ、漢方薬は、副作用でかえって体調を悪化させるリスクがあります。**相互作用で抗がん剤の効果が弱まったり、副作用が強まったりする恐れがあるので、健康食品やサプリ、漢方薬を使いたい場合には、問題ないかどうか主治医に相談しましょう。

効果が不確かだからといって、民間療法や補完代替医療を一律に否定するつもりはありません。妻も、抗がん剤の副作用で悩んでいたときに温灸やエクオールのサプリメントを使い、手足のしびれやホットフラッシュが和らいだ経験があります。

補完代替医療については次の2つの情報源が信頼できます。どちらもウェブ上で無料公開されていますので、民間療法を試してみたいときにはぜひ参考にしてください。

●「がんの補完代替療法クリニカル・エビデンス　2016年版」

補完代替医療・民間医療について、その効能・効果の有無に関して検証しています。日本緩和医療学会から発表されており、医療従事者向けで分量も多く、内容は充実していますが、一般の方には少し読みづらいかもしれません。

●「がんの補完代替医療ガイドブック第3版」

厚生労働省が発行している冊子です。一般の方向けで、前述の「がんの補完代替療法クリニカル・エビデンス」よりも内容がコンパクトで読みやすいです。

「がんの補完代替医療ガイドブック第3版」の冒頭に、補完代替医療のみは危険と明記されています。がんを治したり、小さくしたりする効果が立証されているのは、手術・放射線・抗がん剤を三本柱とする標準治療だけ。補完代替医療や民間療法を考える場合には、標準治療も必ず併用することが大前提であることは忘れないでください。

「100%がんが消える」は怪しい

信頼できる情報源についてもう少し補足します。がんに関する情報はたくさん、しかも簡単に見つかりますが、インターネットは匿名性も高く、その情報が本当に正しいのかは十分に吟味しなければいけません。インターネットで情報収集するときには、誰が発信しているのか、出典元をよく確認してください。

書籍の場合は、著者が明記されていますので、インターネットよりは匿名性が格段に低くなります。それでも、がんに関する医療本のすべてが信頼できる情報かといえば、そんなことはありません。著者が医師であっても、読んでみると荒唐無稽なことが書かれていることは少なくないのです。書籍の場合は、必ず著者のプロフィールを確認しましょう。

がんに関する書籍の著者でも、プロフィールを見ると、この人は実際にがんの治療をしたことがない（医師であってもがん診療が専門ではない）のだろうとすぐ分かることもあります。

「○○でがんは治る」「○○薬は使うな！」といったインパクト重視の怪しげな医療本も多いです。**どんながんでも「100%消える」といいきれる治療法はありません。**広告なら法律違反とされるような不確かな内容の医療本であっても、表現の自由の名のもとに、書籍という形であれば法律に規制されずに世の中に出せます。

ですから、がん患者さんやご家族といった読者の皆さまは、怪しげな情報に振り回されず、正確な情報に基づいて、ご自身の置かれている状況を分析・判断する必要があります。

がんについて調べるなら、まずはこの情報を

ここで、情報源がはっきりしていて、信頼できる情報を発信している書籍やサイトを紹介します。

●がん診療／治療ガイドライン

がん治療の指針となるのが、がんの種類ごとに作成されたガイドラインです。がん診療においてはこれが標準治療となります。

「肺癌診療ガイドライン」は日本肺癌学会、「胃癌治療ガイドライン」は日本胃癌学会から刊行されているなど、各臓器のがんのガイドラインはそれぞれの専門分野の学会が公式に発表しているものです。

医師が実際に治療方針を決定するうえで使用しているものなので、専門用語が多く、内

容量も膨大で、一般の方には十分に理解するのは非常に難しいと思います。でも、一般の書店で販売され、多くはウェブ上で無料公開もされています。ガイドラインの内容が理解できれば、医師と同じ目線でご自身のがん治療の方針について、深い話し合いが可能になります。

また、患者さん、ご家族向けのガイドブック（肺がんであれば「患者さんと家族のための肺がんガイドブック」、胃がんであれば「患者さんのための胃がん治療ガイドライン」）も作成されているので、まずはそちらを読んでいただくと全体が理解しやすいと思います。

●日本癌治療学会がん診療ガイドライン

先ほど紹介した治療ガイドラインは、それぞれのがんの専門学会が個別に公表しているものです。日本癌治療学会がん診療ガイドラインのホームページを開けば、各臓器別のがんのガイドラインがまとめられていて便利です。ただ、最新版のガイドラインにアップデートが追い付いていないことがあるので、この点はご注意ください。

●がん情報サービス

国立がん研究センターが運営する公式サイトです。一般の方向けのサイトですが、内容はとても充実しています。ご自身のがんに関する内容を一読するだけでも、膨大なボリュームかと思いますが、細かいことまで非常に詳しく記載してあるので、参考になります。

●『世界中の医学研究を徹底的に比較してわかった最高のがん治療』（勝俣範之、大須賀覚、津川友介・著、2020年、ダイヤモンド社）

3人のがんの専門家が、世界中で発表されている医学論文を検証し、一般の方向けに解説した書籍です。どの治療にエビデンスがあり、どの治療にエビデンスがないかが記載してあり、ご自身のがんとの向き合い方を考えるうえで、非常に参考になると思います。

進行がんほど、病院選びは近さが大事

妻の卵巣がんは、発病から4年が経ったいまも寛解状態を維持しています。

手術では執刀していただき、初診から術前・術後の抗がん剤治療、そして現在まで一貫

して同じ病院の同じ婦人科の主治医の先生の診療を受けています。今日まで妻が元気に過ごせているのは、主治医の先生のおかげであり、心から感謝しています。

どうすればいい医師に巡り合え、どのように病院を選べばよいのでしょうか。「いい医師」は患者さんによっても変わるので難しいのですが、病院の選び方についてはいくつかポイントがあります。

まず早期胃がんや早期大腸がんなら、内視鏡のスペシャリストがいるクリニック（診療所）で切除治療を受けることも選択肢に挙がります。ただ、進行がんの治療となると、医療設備の問題でクリニックでの対応は難しくなってくるため、ある程度の規模以上の入院設備が整った病院での治療を考えることになります。このときに、手術、放射線治療、抗がん剤治療のすべてに対応できることがポイントです。

1つの参考指標として、「がん診療連携拠点病院」を探すことをお勧めします。これは厚生労働省のウェブサイトで調べることができ、2024年4月時点で全国に461カ所あります。

がん診療連携拠点病院は大別すると、①がんセンター、②大学病院、③病床数200～

300床以上の総合病院の3つに分類できます。

では、この3つなら、どれがいいのでしょうか。

まず前提として、自宅から近い、交通アクセスの良い病院が、あなたにとっていい病院です。なぜなら、進行がんではほとんどの場合、抗がん剤治療を必要とするからです。手術や放射線治療だけなら治療期間もそこまで長くないので、自宅から遠くても治療実績の豊富な病院を受診するという選択肢もあります。でも、**抗がん剤治療は治療期間が長期に及ぶうえ、副作用チェックなどで頻回の受診が必要であり、遠くて交通アクセスの悪い医療機関へ何度も通うのは現実的ではありません。**

抗がん剤治療を受ける場合、副作用が出たときや体調が変化したときにすぐに受診できる病院を選ぶという視点も非常に重要です。体調が良くないことも多いがん患者さんにとって、近くて交通アクセスの良い病院は有力候補になります。

どうしても受診に何時間もかかる病院でしかがん治療が受けられないなら、急な体調不良に備えてもう一カ所自宅から近い医療機関をかかりつけ医として確保しておくといいでしょう。

がんセンター、大学病院、総合病院の選び方

さて、先の3つならどれがいいかという話に戻ります。

がんセンターの特徴は、がんの専門病院ですから、あらゆる臓器のがん、原発不明がんにも対応が可能なことです。すべての領域のがん診療を行っているので、がん治療を受けるには最適です。標準治療以外にもまだ公的医療保険の適用となっていない薬の治験が行われている場合もあります。

ただ、注意してほしいのは、透析を受けている患者さんや糖尿病・心臓病・腎臓病・膠原病・神経難病などのがん以外の病気の治療中の患者さんです。**がんセンターはがんに関係する診療科は充実していますが、普段がんの治療を行わない診療科の医師は非常に少ないのです。**例えば、循環器内科、腎臓内科、神経内科、糖尿病内分泌内科、リウマチ膠原病科や心臓血管外科などです。

がん以外の病気の程度が重たいと、がんセンターでのがんの治療は難しいといわれる場合があります。がんセンターは、がん以外に併存疾患がない患者さんには最適でも、先ほど挙げた診療科でたくさんの投薬を受けるなど濃厚な治療を受けている患者さんの場合、

逆に控えたほうがよいように思います。

また、**がんセンターは救急医療に強くない**ことも注意点です。がん専門病院に在籍している救急医はほとんどいないのが現状で、急な体調の変化で救急車を呼んだ場合、かかりつけのがんセンターに搬送されない可能性があります。

もう1つ、がんセンターの難点が、数が非常に少ないことです。大都市圏を中心に点在しており、そもそも近さ、アクセスの良さという点で候補から外れてしまうことも多いと思います。

次に、大学病院は高度医療機関であり、基本的にすべての診療科が揃っていて、あらゆる臓器のがんの診療が可能です。各都道府県に最低1つは存在するので、がんセンターよりは数が多いです。

がん以外の併存疾患があっても、その病気の専門家の診察も受けることができるので、がん以外の病気を多く抱えている患者さんには適していると思います。

注意点は、**大学病院は研究機関でもあるので、がん以外の病気を特に研究している場合もあること。**大学病院でがん治療を受けようと思ったら、治療を受けたい診療科ががんを得意としているか、事前に調べることをお勧めします。

大学病院のホームページを見て、治療を受けたい診療科の教授の専門ががんであれば、安心して、その病院でがん治療を受けていただけると思います。もし教授の専門ががんでなければ、教授以外の医師にがんのスペシャリストはいるのか、診療実績をよく見るなどして調べてみてください。そのうえで、その病院で治療を受けるかどうか検討したほうがよいと思います。

例えば肺がんの治療を受けたい場合に、呼吸器内科の教授の専門が間質性肺炎や気管支ぜんそく、COPDといったがん以外の病気であれば、その大学病院は肺がんの診療に強くない可能性があるのです。産婦人科でいえば、教授の専門が婦人科がんではなく、産科（周産期医療）である場合は少なくありません。

また、**大学病院は教育機関なので、入院患者さん1人につき、研修医・専攻医・上級医（指導医）といった複数の医師が主治医となることが通常です。** 3～5人程度のチームで患者さんの診療に当たるので、手厚い診療が受けられるともいえる一方で、責任の所在がはっきりしないことがあります。

つまり、自分の病状や治療方針について質問があるときに、どの医師に聞けばよいのか困ることがあるのです。また、大学病院では治療方針は教授以下大勢の医局員が参加するカンファレンスで検討されます。組織が大きい分、意思決定に時間がかかりやすいことも覚えておいてください。

最後に、病床数200〜300床以上の総合病院はというと、国立病院機構や県立病院・市立病院、赤十字病院、済生会病院、民間の大病院など経営母体はいろいろです。どのような経営母体であれ、これくらいの規模の病院になると、がん診療を数多く行っていることが多いです。

がんセンターや大学病院に比べて、病院の数が圧倒的に多いので、自宅近くの通いやすい範囲で病院が見つかりやすいという利点があります。

妻が私の勤める総合病院で卵巣がんの治療を受けたのは、私の勤務先であるという安心感だけではなく、自宅からバスで10分と交通アクセスが非常に便利なことも大きな決め手でした。

一方、**総合病院で気をつけなければいけないのは、すべての診療科があるとは限らないこと**です。例えば、病院によっては婦人科が存在しなかったり、産婦人科はあっても産科診療のみで婦人科がんの診療をしていなかったりする場合もあります。呼吸器内科がない病院では肺がん診療は不可能です。事前に病院のホームページを見て、受診したい診療科があるのか、診療実績や医師数なども含めてよく確認してください。

総合病院では血液透析や心臓カテーテル検査といったがん以外の病気の処置も数多く行われているので、がんと直接関わることの少ない診療科の医師も多数在籍しています。そのため、がん以外に治療中の病気がある場合には、総合病院はがん治療を受ける場所として適しています。

また、規模の大きい総合病院は救命救急センターを併設していることも多いです。体調の急変をきたすことも多いがん患者さんにとって、救急患者の受け入れ体制が整っていることは、いざというときにとても安心です。

主治医選びは、医師同士でも難しい

病院選び以上に難しいのが、医師選びです。自分が勤めている病院でも、診療科が違えば、誰が腕がいいのか、同じ医師同士でも正直なところよく分かりません。

どうすればいい医師に巡り合えるのでしょうか。

1つには病院のホームページの医師紹介欄を見ると、がんを専門としているかどうか記載されている場合があり、参考になります。一方、テレビや新聞といったマスコミや書籍によく登場していて、そのがんの権威として有名な先生がいますが、そうした先生に主治医になってもらうのは至難の業です。大学教授や病院の部長といった肩書のある先生も、直接患者さんの入院主治医になることはほとんどなく、主治医となってもらうのは難しい可能性が高いです。

専門医の資格を持っているかどうかはインターネット上で調べられることが多く、参考にはなりますが、**必ずしも専門医だから名医とは限りません。**同じように**ベテランであるほど腕がいいとも限らず、若手でも優秀な医師はたくさんいます。**これは20代でも開業数年で大繁盛するラーメン店もあれば何年営業していてもあまり美味しくないラーメン店があるのと同じです。

ただどんなに優秀な医師でも修業時代は必要ですから、総じて、**医師免許を取得して7～20年目くらいの経験年数の医師が主治医としてふさわしいのではないか**と思います。この年代の医師が実際に医療現場で患者さんの主治医を直接務めていることが多いのです。また、もしも医療関係者に知り合いがいるのなら、病院で働いている医療従事者に聞いてみるのも1つの方法です。特に手術や検査・外来診察の介助についている看護師さんたちは、各診療科の医師の実力をよくみています。必ずしもその評価が正しいとは限りませんが、有力な情報であることは間違いありません。

ちなみに、自分の知っている医師に家族を診てもらいたいかというと、これも一概にはいえません。医学部時代の友人や飲みに行ったりする医師仲間でも、プライベートで付き合ってよし、腕もよしという場合もあれば、飲みに行くには楽しいけれど自分や家族の病気を診てもらうにはちょっと……という場合もあります。

抗がん剤治療も医師による力量差があります

外科系の診療科は手術の結果が医師以外の医療従事者にも分かりやすいので、どの先生が手術の腕がいいかは看護師さんから情報収集しやすいと思います。ですが、がんの放射線治療や抗がん剤治療となると、その良し悪しを推し量るのはさらに難しくなります。結果がすぐに出にくいうえ、傍目からみて手術ほどは医師ごとの経過の違いが分かりにくいからです。

放射線治療に関しては、どのような治療装置が配備されているかも非常に重要なポイントです。病院のホームページで放射線治療科の紹介ページを見ると、どういう治療装置があり、それはどういう特徴があるのかなどが紹介されていることが多いので、複数の病院で見比べてみるといいと思います。

抗がん剤治療に関しては、一般の人からみると、どの医師が治療しても治療成績はあまり変わらないように感じるかもしれません。でも、専門的に携わっている身としては、実は医師によって力量の差が出ることを感じています。

抗がん剤治療における医師の腕は、プロ野球のバッターに似ているかもしれません。プロ野球では打率が3割あれば一流選手です。3割3分打てれば首位打者になれるかもしれません。でも打率3割ということは7割は凡退しているということ。同様に、抗がん剤は奏効率（がんがよく縮小する確率）が30～40％の薬が多く、奏効率が60～70％ともなれば非常によく効く薬と呼ばれます。奏効率10～20％程度の薬でも標準治療として推奨されている場合もあります。

ですから、肺がんの世界では腕のいい医師は10人に抗がん剤を投与して4人でよくがんが縮小（＝打率4割に相当）、普通の医師は10人に抗がん剤を投与して3人でよくがんが縮小（＝打率3割に相当）くらいのイメージで、10人に抗がん剤を投与して7〜8人でよくがんが縮小（＝打率7〜8割に相当）するといったスーパースターの医師は打率7割のプロ野球選手がいないのと同じで存在しません。

そのため医師によって大きく予後が変わるわけではありませんが、プロ野球選手の打率くらいの差で、確かに医師による差は存在します。

抗がん剤治療は、各ガイドラインで推奨されている標準治療が存在し、投与すべき薬剤名、投与量、投与間隔などが細かく記載されています。ですから、基本的にどこの病院で治療を受けても、どの医師が主治医であっても、治療内容に差はないはずです。それでも打率の差程度の違いかもしれませんが、治療成績が良さそうな医師、副作用や合併症の出現率が少なそうな医師が存在するのはどうしてでしょうか。

料理の世界に例えると分かりやすいかもしれません。レシピどおりに作ったはずなのになぜかいまひとつな味になる人もいれば、とびきり美味しい料理ができる人もいます。レシピにはメインの食材の分量はきっちり記載されているのに、塩やこしょうは少々としか書かれていません。そのちょっとした調整で、味に大きな差が出るのでしょう。

薬物療法も同じです。ガイドラインはレシピに相当し、**抗がん剤の種類や投与量はしっかり記載されていますが、個々の患者さんに合わせた微調整は医師次第です。**料理でいうところの絶妙な塩加減ができる医師が、腕がいい医師といえます。

ただ、微調整がうまい医師かどうか、どうやって知ることができるのかといえば、残念ながら難しいのです。病院ランキングで上位の病院や大学病院の医師が絶対に優秀かというとそうとは限りません。相対的に平均水準は高くなるとは思いますが、規模が大きい病院や大学病院・有名病院では医師数も多いので、全員が名医ということはあり得ません。有名病院に受診したから安心というわけでもないのです。

守備力の差は大きく運命を左右する

もう1つ、いい医師の条件があります。それは専門外の異変を嗅ぎつけられること。例えば、がんの治療中に高血圧や糖尿病が見つかることがあります。そこで自分で降圧薬や糖尿病薬を処方する、あるいは専門の診療科の医師に紹介するのがいい医師です。がんの経過が良くても、高血圧や糖尿病を放置した結果、心筋梗塞や脳梗塞を発症して命を落としては元も子もありません。凡庸な医師ならそもそも高血圧や糖尿病など、がん以外の異常を発症していることに気づかないことがあります。

あるいは、抗がん剤治療中は副作用で貧血がみられることも多いのですが、「何かいつもと違う」という違和感を察知して調べてみたら胃潰瘍から出血して貧血になっていたということも。これも気づかなければそのうち吐血して救急車を呼ぶ羽目になるケースです。

近年、よく使用される免疫チェックポイント阻害薬では免疫が働きすぎることによる副作用が出現することがあります。その1つである副腎不全は、何となく体がだるい、疲れやすい、食欲がない、血圧が低い、吐き気がするといった症状で、がん自体による症状と区別するのは非常に難しいもの。副腎不全だと診断できればステロイドの投与で劇的に改善しますが、もしも気づかなければ、「がんが悪くなって、がん性悪液質になっているのでしょう」と済まされてしまう可能性もあります。

このように、いい医師はがん以外の異変を嗅ぎつける能力があります。専門外の異変に関して必ずしもその医師自身が対処できる必要はありません。適切な診療科の医師に診察・治療を依頼できれば十分。**とにかく自分が専門としているがん以外の病気の存在に気づけるか気づけないか、です。**

これは、先ほど述べたがんそのものの治療に関する打率の差ほどの治療成績の違いとは異なり、実はもっと大きく患者さんの運命を左右する可能性があります。

ただし、これは完全に隠れパラメータであり、専門外診療の能力は、医師の経歴などから推し量るのは非常に困難です。攻守に例えると、専門分野の診療能力は攻撃力に相当し、専門外の分野の診療能力は防御力に相当します。専門分野の診療能力については、病院のウェブサイトなどでアピールされていたり、専門医資格の有無などである程度推測することができます。でも、専門外の分野をどこまで診療する能力があるかは、アピールもされなければ、力量を測る尺度もありません。

がん治療においては、手術・放射線治療・抗がん剤治療など各医師の専門性に応じたがんへの攻撃を行うとともに、がん以外の病気やがん治療の副作用により命を落としたり重大な合併症を発症したりしないよう患者さんを守ることがとても大切です。攻守揃った医師が理想なのです。

医師というのは概してベテランになるほど専門とする診療科の診療能力は上がっていく一方、専門外の診療能力は下がっていく傾向にあります。専門外の分野の診療能力は医師国家試験や初期臨床研修を受けてから日が浅い若手の医師のほうが優れている可能性があります。そういう意味でも、肩書が上のベテランの医師ほど主治医として優れているとは限らないのです。

セカンドオピニオンに遠慮は不要、でも準備は必要

がんの診療方針に迷いがあるときに、セカンドオピニオンを選択する患者さんもいます。セカンドオピニオンとは、診断や治療方針について現在診療を受けている医療機関とは別の医療機関の医師に意見を聞きに行くことです。

セカンドオピニオンに公的医療保険は利かないので、全額自費になります。金額は各医療機関で自由に設定されていて、30~60分で1~5万円程度と、医療機関によっていろいろです。時間を超過すれば、延長料金がかかります。

診療方針について「これでいいのだろうか」と迷いが強ければ、主治医にセカンドオピニオンを受けたいと申し出ればよいのです。そうすれば、診療情報提供書（いわゆる紹介状）や検査データのコピー一式を作成してもらえるはずです。決して遠慮する必要はありません。

ただ、セカンドオピニオンを受けたいと思ったら、どこの医療機関に行くかはご自身で決めなければなりません。主治医から「ここに行ってください」と紹介されることは決し

てありません。もしそのようなことがあったなら、それは八百長・出来レースです。

医師は真摯に患者さんの診療に向き合っています。自分が所属している医療機関で治療可能な病気を面倒くさがって他の医療機関に紹介することはありません。一方、医療設備や体制、診療技術の面で、所属している医療機関では十分な対応が困難な場合には、対応可能な医療機関へきちんと紹介してくれるはずです。

ですから、医師のほうから他の医療機関への紹介を勧めてこない場合には、自身の医療機関で診療可能だと考えていることになります。この場合、患者さんからの要望がない限り、医師はセカンドオピニオンの必要はないと考えているということです。

ときどき、主治医に「セカンドオピニオンに行きたいのですが、どこの病院がいいですか」と尋ねる患者さんがいらっしゃいますが、これは本当にやめたほうがよいです。例えるなら、お鮨屋さんに入って大将に「どこのお鮨屋さんが一番美味しいですか？」と聞くようなもの。「そんなのうちが一番に決まっているだろう」と言われるか、仮に他のお鮨屋さんのほうが美味しいと内心思っていても、決して正解は教えてくれないでしょう。

主治医にセカンドオピニオンにふさわしい医療機関を尋ねても、良い答えは返ってこないということです。もし回答があったなら、それは自分の意見が覆らないような仲間内の医療機関であり、先ほど八百長・出来レースと述べたのはそういう意味です。

セカンドオピニオンに行くということは、自分で情報収集をして、どこの医療機関を受診するか自己責任で決断しなければならないということです。

セカンドオピニオンの診療時間は30~60分と限られています。質問したい内容を必ずメモして持参しましょう。すぐに時間は過ぎてしまうので、あれもこれも聞くことはできず、質問は数点にしぼって、要領よく話せるようシミュレーションをしておくことも大切です。貴重な時間を無駄にしないためには、ご自身の病気について、十分に勉強しておく必要もあります。

それなりの労力、時間、お金がかかることは覚えておいてください。

そして、セカンドオピニオンで受診した場合、その医療機関での治療が約束されているわけではありません。セカンドオピニオンはあくまで意見を聞きに行くのであって、治療を受けにいくわけではありません。そこでの意見を持ち帰って、元の医療機関で診療を受けるのが原則です。

セカンドオピニオンを受けた医療機関でどうしても治療を受けたい場合には、改めて主治医に診療情報提供書の作成を依頼し、初診外来の予約を取得してもらうという流れになります。

セカンドオピニオンは命に余裕がなければ難しい

セカンドオピニオンを選択することは患者さんの権利であり、申し出があれば、基本的に主治医はその要望に応じます。私も、セカンドオピニオンを受けたいと患者さんから申し出があったら、まずその要望に応じるようにしています。

ただ、2点ほど注意してほしいことがあります。

1つは、過度な期待はできないということ。

がんの診療はガイドラインを基に行われます。そのため、**医療機関ごとのばらつきは少なく、セカンドオピニオン先で大きく違う意見が出ることはあまりないのです。**

それでも、大きく治療方針が違わないと知ることで安心できるかもしれません。セカンドオピニオンに行けば、全く新しい治療法の提案があるというのはかなり期待薄だということは、頭の片隅に入れておいたほうがよいでしょう。

もう1つの注意点は、**セカンドオピニオンの受診が終わるまで、がんの治療が進まない**ということです。

これは大変重要なポイントです。特に進行がんですぐに治療を開始しなければ、余命わずかだと予想される患者さんでは、セカンドオピニオンは大きな落とし穴になり得ます。そういう場合、私は率直に「お勧めできません」と伝えています。

というのは、セカンドオピニオンの予約がすぐに入ることは通常なく、早くても2週間ほど先になることが多いのです。1カ月先になることも珍しくありません。早く治療しないと余命が1~2カ月と予想される場合には、セカンドオピニオンに行っている余裕はないと考えたほうがよいでしょう。

がんが気道を塞いで窒息しかかっている場合や腸を塞いで腸閉塞を起こしている場合など、がんにより緊急事態をきたしているときも、セカンドオピニオンどころではありません。セカンドオピニオンは寿命に余裕がないと難しいのです。

他の医療機関の受診を終えるまで治療を待つ時間的余裕があるのかどうかは、主治医に必ず確認してください。進行がんの患者さんでは、1、2カ月という時間はとてつもなく貴重な時間であることが多いです。セカンドオピニオンにいたずらに時間をかけて、結果的にがんの進行により治療の機会を失ってしまう患者さんも残念ながらいらっしゃいます。セカンドオピニオンは万能ではなく、意外な落とし穴もあることは、知っておいてほしいと思います。

医師と患者の理想は、歴史上のあの関係

がん治療の主役は患者さん本人です。ご自身の体に関して、最終決定権はご本人にあります。ですが、がん治療において患者さんが主体的にできることは実は多くありません。手術、放射線、抗がん剤、いずれにせよ、がん治療は医師にしかできません。患者さん一人では対処不可能で、医師の協力が必要不可欠です。

医師が患者になった場合も同じです。外科医ががんになったときにも、自分で自分の手

術をすることはできません。誰か別の外科医に執刀を頼まなければなりません。抗がん剤にしても自分以外の医師に投与してもらわなければならないのです。

医師はなんといっても経験豊富な病気の専門家であり、がんの治療戦略を立ててくれます。体の持ち主である患者さんが君主なら、医師は軍師。がんの治療方針に関してさまざまな助言をします。私は、三国志の劉備と諸葛孔明のような関係が理想的ではないかと思っています。

医師との理想的な関係を考えるうえで、忌憚《きたん》なく意見交換できることは非常に重要です。患者さんからの質問に答えてくれる、要望をひとまず聞いてくれる医師は、いい医師としての最低限の資質を備えています。

要望に関しては、そのとおりにするという意味ではありません。患者さんの要望が医学的に明らかに間違っていると思った場合には、反対意見を述べます。追従するのではなく、是々非々で話し合える関係が大切です。

患者さんからの要望を一切受け入れず、一方的に治療を進めようとする医師がもしもいたなら、他の医療機関への転院も考えたほうがよいでしょう。質問に全く答えてくれない場合も同様です。

医師は忙しく、ゆっくり話す機会がないと不満に思う患者さんもいらっしゃるかもしれません。また、結構クセの強い人も多く、威圧感があって話しにくいと感じる場面もあるかもしれません。私自身も変わり者だと自覚していますが、20年以上プロフェッショナルとして診療してきた矜持《きょうじ》はあります。

たいていの医師は患者さんからアクションがあれば、相応の対応はしてくれるはずです。ただ、多忙のため、患者さんのほうから要望しなければ、何もしてくれないと感じることはあるかもしれません。

だからこそ、聞きたいことは聞いてみること。直接聞きにくければ、外来の受付事務員や外来・病棟の看護師を通して自分の意思を伝えてみる方法もとれます。

がんの知識を深めるよりも、もっと大事なことがある

結局のところ、がん治療は医師に任せるしかない部分が大きい。では、患者さんやご家

族は病気についてどれくらい勉強する必要があるのでしょうか。
何でも医師任せはよくないという意見もありますが、私は必ずしもそうは思いません。がんで体力も気力も奪われて、何も考えたくない場面もあるでしょう。

「これは」と思う医師に当たったら、一任するのも1つの方法です。

蜀《しょく》の劉備と諸葛孔明の関係がこれに近いと思います。信頼できる医師だと思ったなら、実際の治療戦略には細かくあれこれ指示を出さずに流れに乗ってみる、軍師に任せて君主は悠然と構える、これはこれでありだと考えます。

劉備のライバルである魏の君主の曹操は、孫子の兵法書の注釈書を作成したほどの勉強家です。軍師と対等に語り合えるくらいの兵法の知識がありました。同じように自分のがんについてものすごく勉強して、治療方針に関して医師と協議する姿勢も大変素晴らしいです。正しい知識を十分に蓄えたうえで、医師に質問すれば、きっと居住まいを正して答えてくれるでしょう。

三国志の例え話をしましたので、せっかくですから、もう一人の呉の君主の孫権タイプについても考えましょう。孫権は、赤壁の戦いで曹操に勝利し、江南の地で独立を守った人です。地元の資本・人材を有効に活用しています。

例えるなら、遠くの有名病院ではなく、地元の総合病院でさっさと堅実に治療を開始しているわけです。セカンドオピニオンには目もくれないといったところでしょうか。近い病院でがん治療をするメリットは非常に大きく、いい考えです。

三国志の時代はこの3つの国が鼎立していましたので、三者三様、どの姿勢も正しいと思います。ただ、強いていうなら、主治医として信頼できる医師をどうか見つけてほしいと思います。

家やマンション、車を買う場面を想像してみてください。家やマンションを買うときに、どういう工法で建てるのか、どれくらい耐震性・断熱性・耐火性のある資材を使うのかなど細かいところまで自分で調べるでしょうか。車のエンジンの構造やブレーキの安全性、エアバッグの信頼性まで細かく自分で勉強するでしょうか。専門家と同程度まで理解を深めるには、膨大な時間の学びを要します。ほとんどの人はセールスマンと話して、この人は信頼できそうだと感じたら、購入を決めるのではないでしょうか。

病気との付き合い方も同じだと思います。がんのことを専門家である医師と同じレベルまで理解しようとすると、とてつもない学習時間が必要です。その間にがんが進行してしまってもおかしくありません。

ご自身の病気について勉強することは有意義ですが、もっと大切なのは人物を見抜く目、感覚を研ぎ澄ますことです。目の前の医師は信頼できると感じたなら、それまでの人生経験から導かれたあなたの直感はたいていの場合、正しいです。

信頼されて悪い気がする人間はいません。医師も一人の人間です。**患者さんに信頼されていると感じたら、医師もあなたのがんの治療に100%、いや120%の力で協力してくれることが期待できます。**

がん治療において最も大切なこと

がん治療において最も大切なことは、患者さんの意思です。

医師は病状に応じて治療法の提案はしますが、それを受けるかどうかの決定権はご本人に委ねられます。治療方針に関して、患者さんとご家族で意見が異なることもときにありますが、その場合も患者さん本人の意思が最優先されるべきと考えます。治療をしないという意向であれば、その意見は尊重されます。

がんを発病すると、それまで経験したことのない困難な場面が次々と現れてくると思います。家族や周囲のさまざまな意見や発言に大いに心を乱され、迷いを生じることもあるでしょう。経過や体調が思わしくなく、主治医や医療従事者、家族、友人など、ときに周りの人を信じられなくなることもあるでしょう。どうしても前向きになれず、絶望感に打ちひしがれる日もあるでしょう。

たくさんのがん患者さんを診療してきて、なおかつ進行がん患者の夫となって強く思うのは、がんの闘病生活ではその人の人間力が最大限に問われるということです。キーワードは信頼と感謝、そして覚悟です。

「信じる者は救われる」といいますが、これは本当だと思います。道徳的なことを説くつもりはありません。ただ、疑心暗鬼になって医療行為の一つひとつに不信感を前面に出してくる患者さんに対しては、どうしてもリスクを抑えた必要最低限の防衛医療にならざるを得ません。

がんは大変難しい病気であり、ときにリスクを冒してでも治療に踏み切らなければならない場面があります。そうしなければ命を失うからです。

そういった場面では、医療従事者を信頼してくれている患者さん、腹を括って覚悟を決めた患者さんに対しては、医師も全力で治療に当たることができます。**信じる者とは医師の能力を最大限に引き出すことのできる患者さん**であり、その結果として、良い治療経過が得られやすいということは納得していただけるのではないでしょうか。

名医を求めてドクターショッピングを繰り返している患者さんで治療経過が良いと聞くことはまずありません。がんにはタイムリミットもあります。不平不満はあるかもしれませんが、どこかで覚悟と信頼を持って医療機関を定めて治療に専念する必要があります。


感謝も大切なキーワードです。

逆境のなか、とても感謝する気持ちなど持てないほど、心が荒んでいるときもあるかもしれません。でも、本書をここまで読み進めてこられたあなたは、今日という日を生きることができています。

がんを発病して命に限りがあることを感じたとき、一日一日のありがたさが身に沁みることもあるのではないでしょうか。いま生き延びている、大いなる力で生かされていることに感謝です。

感謝されて悪い気がする人間はいません。感謝をきちんと表現できる人は、周囲の人から力になってもらいやすいでしょう。感謝できる人は他者の能力を最大限に引き出せる魔法の力を持っているといえます。「情けは人の為ならず」という言葉があるように、感謝は結果的に闘病を有利に進める重要な要素となり得ます。

がんになる前となった後ではパラレルワールドといってよい別の世界が展開されているでしょう。その世界の主役はあなたです。

最初は本当に自分に起こっていることなのだろうかと、何度も疑ったかもしれません。しかし、別世界の物語の幕は上がりました。主役が動かないことには物語は進みません。信頼できる医師や家族、仲間と手を携えて、あなただけの唯一無二の物語を紡いでいってください。

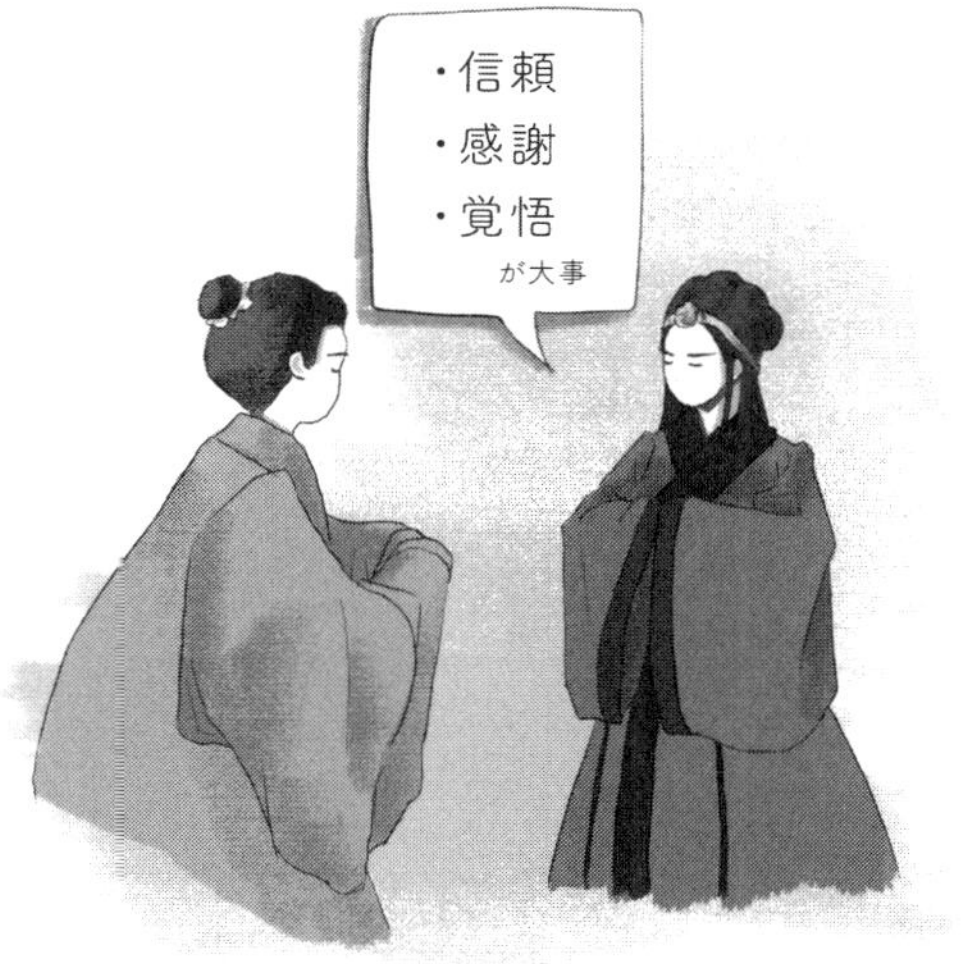
・信頼
・感謝
・覚悟
が大事

がんサバイバーからのメッセージ⑤

「病気になって知った、医療現場のこと」

思いがけず大きな試練に立ち向かうことになり、それは同時に夫の職場をつぶさに体験することでもありました。

一番近くて一番遠い。

それがいままでの医療に対するイメージでした。

夫と知り合ったのは学生時代です。私は美術教育について学んでいて、医療について専門的なことは未知の世界でした。結婚後は夫を全力でサポートしようと決意し、医療の知識をもっと深めたいという思いがある反面、自分が文系人間であることへのコンプレックスもあり、高い壁を感じていました。自分が生来健康で、大病には縁がなかったことも、それに拍車をかけていたのかもしれません。

自宅での触診、初めて入った呼吸器内科での経皮針生検、入院中の抗がん剤の点滴と、「医師と患者」の関係で夫と対峙したのは初めてでした。彼が本気で命を救おうとしている気迫を感じ、これがプロなんだ、私もそれに応えようと、ごく自然に前を向くことができました。

たくさんの検査、入院、手術を受けること、長きにわたっての治療、すべて初めての経験でした。

主治医の先生をはじめ、たくさんの方々が本当に温かく支えてくださいました。心から感謝を申し上げます。

仕事に対する真摯な姿勢と、患者さんへの慈愛にあふれた姿勢を両立しながら日々取り組んでいくことは、並大抵の大変さではないと思います。

命を守るために力を尽くしてくれている人たちへの感謝。それが、自分が患者の立場になってみて心から感じたことです。

そして「本気」で向かい合えば、相手も「本気」で接してくれる、そういったやり取りが毎日いくつも繰り広げられている、それが医療現場なのだということも。

あとがき――人事を尽くして天命を待つ

最後までお付き合いくださり、ありがとうございます。

私はもともと日記をつける習慣がありません。過去を振り返るのが苦手な性分なのかもしれません。

過去の写真を見返すことも普段はほとんどありませんが、原稿執筆を機にスマートフォンを振り返ってみると、２０２０年5月9日の記録が残っていました。そこには、釣りのシーズンを前に楽しみが抑えられないといった感じで、秘密の釣り場の様子を見に行った写真が残されていました。

そんなことはすっかり忘れていたのですが、愕然としました。まさかこの翌日、奈落の底へ突き落とされて、妻と二人、別世界へ飛ばされてしまうなんて……。パラレルワールドは存在するということなのでしょうか。

２０２０年5月10日、新型コロナウイルス感染症が世界中で猛威を振るい、日本でも第１回緊急事態宣言が発令されているさなかに妻から体調の異変の申し出がありました。この日を境に、我が家の世界は一変しました。

そこから先はこれまで全く想像もしたことのない世界へと続いていたのです。ドラマや映画、ゲームの中の話かと思うほど、あまりに現実離れした世界へ飛ばされ、妻とともにがん戦争への強制参加を余儀なくされました。

妻が発病する前に、子どもの頃に夢中になったテレビゲーム『ドラゴンクエスト』シリーズの生みの親でゲームデザイナーの堀井雄二さんが「人生はＲＰＧ（ロールプレイングゲーム）！」と話しているのをテレビで見たことがあります。そのときは特に気に留めませんでしたが、世界が一変したときに急にこの言葉が思い出されました。この現実は何かの間違いではないか、夢の中の話ではないかと何度も思いましたが、どうもそうではないようでした。それくらいあまりの突然の出来事で現実味がありませんでした。

しかし、これはまぎれもない現実であり、何もしなければ妻の余命は2カ月だと悟ったとき、私たち家族のＲＰＧは幕を開けました。頭の中は、『冒険の旅』のメロディーがずっと流れています。

それからはゲームとは違ってやり直しがきかない世界を本当に真剣に生きてきました。人生の主役は自分だとはっきり自覚しました。命懸けの自分たちの物語を生き抜くのに必死でした。来るべき時に備えて、真剣に生きる疑似体験がゲームや映画、ドラマなのだろうといまになって思います。

劇的な展開の連続で、私たちの物語を主役として生きるのに精いっぱいで過去を振り返っている余裕はありませんでした。3年間のニラパリブ維持療法終了という大きな節目の中間ゴールを迎えたものの、まだまだこの物語がどうなっていくのか予断を許しませんが、少しだけほっと一息ついて過去を振り返ってみようという気になりました。

それが、本書を執筆しようと思ったきっかけです。本当に過酷でいままで経験したことのないつらいことだらけで、振り返りたくもないことも多かったですが、執筆を始めると不思議と気持ちが楽になってきました。

改めて2020年5月からの4年間を回顧してみると、私たち家族としてできることはすべてしてきた、生き抜いてきたと思います。

人事を尽くして天命を待つ。まさにこの境地であると思いました。

この言葉の意味は知っているつもりでしたが、改めて広辞苑で調べると「人間として出来るかぎりのことをして、その上は天命に任せて心を労しない」とあります。

おや、と思いました。

「心を労しない」という箇所の意味がよく分からなかったのです。「労する」は「はたらかせる」という意味だと辞書に書いてありました。心を労しないとは心をはたらかせないということになります。それは非常に難しい……。

腫瘍マーカーやCT検査を行う外来受診日が近づいてくると、妻は不安だと言います。当然でしょう。それは「第2の患者」といわれるがん患者の家族も同じで、大きな不安が襲ってきます。

患者さんたちが腫瘍マーカーの少しの増減に一喜一憂する気持ちもよく分かるようになりました。このくらいのマーカーの増加は気にすることはないですよ、と不安がる患者さんに説明してきましたが、いざ自分の家族のことになると気になって仕方がありません。毎月の腫瘍マーカーの採血前にこんなに緊張を強いられるものだとはいままで知りませんでした。

年に数回のＣＴ撮影の前は不安と緊張のピークに達します。夜中に悪夢でうなされている妻を起こしたこともありましたし、私自身も診察室で「再発です」と告げられるリアルな夢をみたことがあります。

妻の婦人科外来受診には、私は自分の外来診療業務の合間を縫って付き添っています。家族が腫瘍マーカーやＣＴ検査を行っているときに、私はたくさんの呼吸器内科外来患者さんを診療せねばならず、そのなかには進行肺がんの患者さんも多くいらっしゃいます。妻の検査結果が大丈夫なのか分からないときに、がん患者さんの診察をしなければならないのは大変な苦行です。

心がざわざわしている「第2の患者」が、患者さんを診療している。このような経験をしている人は他にどれくらいいるのだろうかと思うことがあります。私が「がん患者の家族＝第2の患者」になって4年になりますが、一貫して呼吸器内科医として肺がん診療も続けてきました。

苛立ったり、落ち込んだりすることは枚挙にいとまがありません。がん診療医とがん患者の夫の両立はもう精神的にはどうなっているのか分からないぐらいぐちゃぐちゃですが、非常事態がもはや日常となっています。

何が何だかよく分からないまま、いまに至っていますが、私の心ははたらかなくなっていると感じるときもあります。

完全に心を労しないことは難しいですが、確かに心を労しないときは存在するようです。

「人事を尽くして天命を待つ」ことにまた一歩近づいたのでしょうか。

人智を超えた事象に対しては、これ以上是非に及ばず。

妻と私の物語は、これからもずっと続いていきます。

２０２４年10月　寺下　聡

主な参考文献

・卵巣がん治療ガイドライン 2015 年版. 金原出版

・卵巣がん・卵管癌・腹膜癌治療ガイドライン 2020 年版. 金原出版

・NCCN ガイドライン 日本語版 卵巣癌 2017 年第 4 版
https://www2.tri-kobe.org/nccn/guideline/gynecological/index.html

・国立がん研究センターがん対策情報センター. がん情報サービス 卵巣がん・卵管がん https://ganjoho.jp

・肺癌診療ガイドライン 2022 年版. 金原出版

・日本癌治療学会がん診療ガイドライン
http://www.jsco-cpg.jp/

・世界中の医学研究を徹底的に比較してわかった最高のがん治療. ダイヤモンド社、2020 年

・がんの補完代替療法クリニカル・エビデンス 2016 年版. 金原出版

・がんの補完代替医療ガイドブック第 3 版
https://www.ejim.ncgg.go.jp/pro/doc/pdf/cam_guide_3rd_20120220_forWeb.pdf

・添田順平、長谷川幸清ら . PARP 阻害薬ニラパリブ . 新薬と臨床 2021;70 283-99

・2.5 臨床に関する概括評価 MK-4827
https://www.pmda.go.jp/drugs/2020/P20201008001/400256000_30200AMX00941_G100_1.pdf

・パクリタキセルによる「末梢神経障害」への温灸適応に関する研究 . 三重看護学誌 2012; 14 :55-66

· Lee YJ, Chung YS, et al. Impact of the time interval from completion of neoadjuvant chemotherapy to initiation of postoperative adjuvant chemotherapy on the survival of patients with advanced ovarian cancer. Gynecologic Oncol 2018; 148 :62-7

· Karam A, Ledermann JA, et al. Fifth Ovarian Cancer Consensus Conference of the Gynecologic Cancer InterGroup: first-line interventions. Ann Oncol 2017; 28:711-17

· Oza AM, Cook AD, Pfisterer J, et al. Standard chemotherapy with or without bevacizumab for women with newly diagnosed ovarian cancer (ICON7): overall survival results of a phase 3 randomised trial. Lancet Oncol 2015; 16: 928-36

· Burger RA, Brady MF, et al. Incorporation of bevacizumab in the primary treatment of ovarian cancer. N Engl J Med 2011; 365: 2473-83

· Tewari KS, Burger RA, et al. Final Overall Survival of a Randomized Trial of Bevacizumab for Primary Treatment of Ovarian Cancer. J Clin Oncol 2019; 37: 2317-28

· Gonzalez-Martin A, Pothuri B, et al. Niraparib in Patients with Newly Diagnosed Advanced Ovarian Cancer. N Engl J Med 2019; 381: 2391-2402

· Berek JS, Matulonis UA, et al. Safety and dose modification for patients receiving niraparib. Ann Oncol 2018; 29: 1784-92

謝辞

もし進行がんと診断されていなかったら、私たち夫婦はどんな人生を歩んでいたのか、いまとなっては知るすべはありません。２０２０年5月以前につながる世界にはもう二度と戻れませんが、こちらの世界に来なければ、出版という扉を開くこともなかったはずです。

熊谷諭さんには、一人でも多くのがん患者さんに届くよう、構成に関して貴重な助言をたくさんいただきました。橋口佐紀子さんには、ときに感情が爆発している私の原稿を、うまく棘を抜いて、大変読み進めやすい形に編集していただきました。石山沙蘭さんには、がん患者さんが希望を持てるようなイメージで素敵な表紙を作成いただきました。たそのみいさんには、私たち夫婦の心象風景の移ろいを的確にイラストにしていただきました。そして、アスカ・エフ・プロダクツの奥本達哉さんには、全体の統括として制作のタクトを振っていただきました。

思いがけない出会いが広がって、本書を上梓するためのパーティーを組むことができて、本当に「人生はＲＰＧ」です。

多くの方々のご協力で出版まで漕ぎつけることができました。

この場をお借りして感謝申し上げます。

寺下　聡・雅子

著者

寺下 聡（てらした・さとし）

1977 年 兵庫県生まれ。2002 年 自治医科大学卒業。専門は呼吸器内科。
日本がん治療認定医機構がん治療認定医、日本内科学会総合内科専門医・指導医、日本呼吸器学会呼吸器専門医・指導医、日本呼吸器内視鏡学会気管支鏡専門医・指導医・評議員の資格を持つ。日本肺癌学会にも所属。現在まで 20 年以上、最前線の医療機関で呼吸器内科の診療に携わり、学会発表・講演・論文多数。地域医療にも造詣が深い。2015 年から日本赤十字社和歌山医療センター 呼吸器内科 副部長。これまでに 1000 人以上の肺がん診療を行う。結婚 18 年目の 2020 年に妻が無治療なら余命 2 カ月の進行した卵巣がんと診断される。卵巣がんの診断は夫である著者自らが検査を行い確定した。がん専門医とがん患者の夫という両方の立場を併せ持つ稀有な存在となる。

がんサバイバーからのメッセージ

寺下 雅子（てらした・まさこ）

栃木県生まれ。宇都宮大学大学院教育学研究科美術教育専修修了。美術館で教育普及活動に携わる。生来健康、大病の経験なし。家族にもがん経験者はおらず、がんとは無縁の生活を送る。2020 年 5 月生命が危ぶまれる進行した卵巣がんと診断される。抗がん剤・手術治療のため、入退院を繰り返す。がん発病をきっかけに人生観が大きく変化し、認定 NPO 法人キャンサーネットジャパンが実施する CNJ がんナビゲーター (CCN) となる。

がん専門医　妻の進行がんと向き合う

2024 年 12 月 13 日 初版発行

著者	寺下 聡
発行者	奥本 達哉
発行	アスカ・エフ・プロダクツ
発売	明日香出版社 〒 112-0005 東京都文京区水道 2-11-5 電話 03-5395-7650 https://www.asuka-g.co.jp
デザイン・組版	石山 沙蘭
挿画	たその みい
編集協力	橋口 佐紀子
校正	有限会社共同制作社
印刷・製本	シナノ印刷株式会社

ISBN 978-4-7569-2379-0